CÓMO BAJAR DE PESO

Guía de Alimentación Saludable que Cambia tus Hábitos para Adelgazar Rápido y Sano

p o r

EDUARDO SABERIN

CÓMO BAJAR DE PESO: *Guía de Alimentación Saludable que Cambia tus Hábitos para Adelgazar Rápido y Sano* por Eduardo Saberin.

Oficinas RFC EDITORIAL LLC.: 65 Prospect Street
Providence, Rhode Island, 02906
United States

ISBN: 9798635071656

Primera Edición: 10 de Febrero 2020

INDICE

CAPÍTULO 1: LA MENTALIDAD

El primer capítulo debe ser para mí, uno de los más importantes y a la vez uno de los más difíciles de realizar. Así que te recomiendo que estés atento a lo que estás por leer o escuchar.

Este paso puede resetear la mente de todo aquel que tenga un concepto equivocado sobre la alimentación.

Y con esto me refiero a que tú puedes cambiarle la vida a cualquier persona. Siempre que voy por la calle y me encuentro con algún paciente, siempre me pregunta cómo es que logro mantenerme en forma. Les comento este secreto para que puedan tener una noción y puedan recapacitar sobre sus vidas. Esto siempre me hace feliz cuando veo que he ayudado a alguna persona.

Te recomiendo si es que tienes contacto con personas de todas las edades. No importa si es un anciano o un niño. Todos ellos te lo agradecerán después. Créeme esto funciona. Es una simple pregunta:

¿Qué se debe comer a lo largo de tu vida, para tener una vida saludable, para tener el peso ideal?

A menudo recibo respuestas de todo tipo, las cuales, ninguna apunta a la respuesta que deseo escuchar.

La mayoría de mis pacientes y de la gente en el mundo piensa que tener el peso ideal es comer cualquier porquería en pocas cantidades. Porque hay personas que increíblemente no engordan, pero por dentro sus cuerpos sufren, están a punto de colapsar. Luego a aquellos que se creían perfectos o sanos por no engordar en la adolescencia, terminan con alguna enfermedad terminal, todo por el exceso.

Con esto no quiero decir que si tú decides comer menos te estarás haciendo un bien. No.

La respuesta ideal es que debes saber la calidad de lo que comes.

Eso es lo que debería preocuparte más que nada en el mundo. Por eso es muy importante nutrir al cuerpo con alimentos naturales.

Deja de comer alimentos procesados, golosinas y bebidas procesadas. Si lo haces, empezarás a ver los cambios pronto. Tu cuerpo te lo agradecerá.

Alimentos que provienen directamente de la naturaleza. Esos son los alimentos que debes preocuparte por consumir. Todas las edades de una persona tienen una dieta diferente según mis colegas, pero básicamente siguen el concepto de que mientras más natural sea lo que ingerimos, más sano y menos toxinas serán las que incrementarán nuestro peso.

No hay que preguntarnos **¿tal alimento engorda?**, sino, **¿tal alimento alimenta?** Esa pausa, esa observación deberías hacerte siempre.

Cuando tengas una botella de Coca- Cola en las manos, pregúntate: **«¿Esto me hace bien o me hace daño?»**

Controla el impulso, la ansiedad y antepón siempre la clase de alimento que estás por ingerir. Este es un paso crucial si quieres liberarte de las ganas de comer, si quieres realmente aprender a comer. Es tu prioridad saber comer sano.

Mi mejor amigo, Charles, era el típico consumidor capitalista, el Homero Simpson que amaba los Black Friday. Quiero decir, el tipo, comía como una bestia.

Veía los precios bajos, y de inmediato compraba diez bolsitas Lay's y una Sprite, luego pasaba interminables horas viendo películas por Netflix los fines de semana. Era horriblemente obeso. Nunca le había dicho nada y cuando me animé a decírselo, se enojó conmigo. Incluso él creía que mi pérdida de peso era una liposucción.

Es ahí donde confirmé mi teoría. Luego de indagar sobre el porqué de su extraño comportamiento, resulta que no se sentía feliz con su peso. ¡Pero lo increíble era que no se daba cuenta que la culpa la tenía él mismo! No se daba cuenta de lo que estaba sucediéndole. Se había encerrado en una cueva oscura, y de la cual, él mismo se negaba a salir.

Es increíble, pero nadie se da cuenta de lo que comenté: **el factor mental**. Así que, sigue pensando que un psicoanalista no es importante para ti. Sigue y te acordarás de mí cuando no puedas salir de ese círculo vicioso y al hacerlo, pases por momentos realmente deprimentes y horribles.

Así que si entendiste los párrafos anteriores (que son el cincuenta por ciento que te llevarán al éxito en tu meta por bajar de peso), ya estás listo para continuar.

Cuando Charles entendió lo que le estaba haciendo a su cuerpo, y siguió este consejo, entonces empezó a tomar conciencia de lo que comía.

Se arrepintió de no haberse dado cuenta años antes. Pudo haber tenido varios kilogramos menos en su cuerpo y tener una vida más plena y satisfactoria.

CAPÍTULO 2: LO QUE DEBEN COMER LOS NIÑOS

Cuando éramos niños, nosotros siempre comíamos lo que nuestra madre, o nuestro padre pensaban eran alimentos buenos para nosotros, para nuestra alimentación. Eso incluía las golosinas. ¡El veneno!

Aunque no me lo creas, cuando éramos niños, consumíamos una mezcla de grasa, azúcar, colorantes, harina, sal, miles de químicos líquidos, entre otras cosas más, en cantidades industriales.

Con tan solo saber que un vaso de Coca-Cola tiene en su composición química como 11 o 12 cucharadas íntegras de azúcar ya debes de tener una idea de lo mal que iban las cosas. Estoy seguro que si eres un adulto, sabes muy bien el veneno que significa el azúcar en tu cuerpo, puesto que el hígado transforma el azúcar en grasa.

Así que si tienes un hijo o estás por tenerlo; si tienes nietos o bisnietos, explícales cuál es la diferencia entre comer alimentos nutritivos- naturales y comer golosinas. Si no lo haces, tus descendientes repetirán el ciclo con sus descendientes. ¿Y sabes quién tendrá la culpa en ese momento? Ya lo sabes…

Los adultos son los que crean los hábitos alimenticios de los niños. Deja de darles porquerías a los niños. Es como darles unos cigarrillos y verlos fumar sintiéndote orgulloso de ello.

Dale agua a los niños. Te pregunto una cosa, cuando tú pensabas en esos días en los que veías tu aspecto en un espejo, ¿no te dijiste: «rayos, qué mal me estoy viendo. Desde el lunes empezaré a tomar agua»? Entonces, ¿por qué no les das a tus niños agua? ¿Por qué darles sodas o golosinas?

Lo único que harás es que los enfermarás a largo plazo. Cuando sean grandes, los niños tendrán problemas para bajar de peso y no sabrán qué hacer con sus vidas. Serán obesos e infelices. Eso es lo único que harás: crearás un tipo gordo y obeso como Charles, mi amigo, el cual no solamente tuvo problemas con el sobrepeso, sino que también psicológicos.

Acostumbra a tus niños, desde pequeños, a no ser dependientes del azúcar. Cuando tengas un niño, que ya puede comer, no le des nada de dulces. Cambia esos dulces por una banana, una manzana.

Aunque no me lo creas, la primera reacción de un bebé que nunca ha probado dulces en su corta vida, es una reacción de asco.

Aquellos que saben lo que es tener un bebé y han intentado darle golosinas, saben muy bien que el bebé reaccionará con asco ante un dulce. Pero lamentablemente con el tiempo irá perdiendo ese asco y le empezará a agarrar el gusto mientras vaya creciendo.

Si sabes que esos alimentos, esas golosinas, no le hacen bien a los niños, ¿por qué les das de comer esas cosas si sabes que para su nutrición no les servirá para nada?

A los niños dales frutas, verduras, proteínas, cualquier carbohidrato, pastas y harinas (no en exceso).

Recuerda que en una semana hay veintiún comidas: desayunos, almuerzos, cenas. Así que evita enviar a los niños al colegio sin una buena lonchera equipada con alimentos sanos y naturales. Deja de darles galletitas con dulce, barras de chocolate, tortas; por bebida dales agua.

Es muy importante que los niños obtengan de sus padres el hábito del desayuno. Los únicos responsables de inculcarles eso son los padres y las madres.

Si no le diste una buena alimentación y les inculcaste eso a tus hijos durante la infancia, comprende que perdiste. No hay nada que hacer. Ellos repetirán el ciclo con sus hijos. Así que si tienes hijos pequeños, recapacita. Te lo pido, por el bien de esas criaturas.

Es tu deber. Si perdiste tu oportunidad con tus hijos, al menos aconseja sobre esto a alguien que tenga hijos pequeños. Rompe el ciclo.

Esta sociedad está cada vez más enferma, deprimida y obesa por cosas que no tienen que ver con salud, sino con consumismo, comprando lo que sea. Han olvidado lo importante que puede ser la madre naturaleza con sus cuerpos y prefieren cosas procesadas y enlatadas. Así que depende de ti romper ese ciclo. No lo olvides.

Ahora, te explicaré una cosa realmente elemental sobre la infancia, para que tengas una idea sobre la importancia de la alimentación de un ser humano cuando es un niño.

En la infancia, es donde se forman las células adiposas, las células de grasa. Cuando nos mantenemos adultos, cuando somos adultos, las cantidades de grasa se mantienen estables y simplemente aumentan de tamaño o se reducen de tamaño.

Pero cuando somos niños, las células pueden crearse o destruirse. Es decir, si un niño pasó su infancia siendo delgado, en su peso natural, tiene menos probabilidad de engordar en el futuro.

¿Por qué?

Porque en ese futuro tiene menos cantidad de células adiposas, menos células de grasa. Si tuviste problemas de peso cuando eras joven hasta los dieciocho, diecinueve, o veinte años… te apuesto que tuviste que luchar siempre contra el sobrepeso ¿o me equivoco?

¿Por qué?

Simple, porque se te desarrollaron mayor cantidad de células de grasa. A los veinte años, las células de grasa quedan estables, pero su tamaño vuelve a aumentar.

¿Qué significa esto?

Toda persona que tenga veinte años, y tenga menos cantidad de células grasas en comparación con otra persona que también tiene veinte años, pero tiene más células grasas, ésta última tiene más chances de engordar.

Así que es importante que prestes atención a lo que le des de comer a un niño. Cero azúcares, no lo necesitan. Reemplázalos por frutas, todas las que se te ocurran. Banana, naranja, melón, ¡todas las que quieras! No les des azúcar procesada.

Presta atención también a lo que tus niños están comiendo. Ellos no te dirán que los comen.

En el colegio suelen haber otros niños que les obligan a comer dulces. O que simplemente, nuestros hijos comen para acoplarse a un grupo de amigos.

Esto es algo que no se puede evitar. Pero ¿sabes lo que puedes hacer? Bien te tengo una solución.

Mientras más cosas saludables les des a tus hijos en casa, menos golosinas y alimentos procesados comerán en su niñez.

Debes prestar mucha atención a su alimentación. El gusto por la comida chatarra empezará desde la niñez y si no lo corriges a tiempo, en el futuro tus hijos sufrirán las consecuencias.

CAPÍTULO 3: LO QUE DEBEN COMER LOS ADOLESCENTES

Cuando llegamos a ser adolescentes, todos ya nos preocupábamos por lo que comíamos, por cómo nos vestíamos. Nos empezamos a preocupar por cómo nos vemos ante el resto.

Es la edad en la que nos empezamos a preocupar muchísimo por nuestro aspecto. Si tus padres no se preocuparon por darte una alimentación verdadera, basada en alimentos naturales en tu infancia, entonces eso significa por qué estás interesado en bajar de peso. O si por el contrario, si la tuviste, pero si tuviste una adolescencia muy complicada, llena de problemas familiares u otra situación intensa, entonces, es muy probable que padezcas de sobrepeso emocional.

Suele ocurrir, a mí me sucedió. Esos kilos de más que se ganan comiendo por tristeza, por angustia, por ansiedad, por ganas de comer algo dulce. Bien, este tipo de sobrepeso causado por estados emocionales no es simplemente pensar que se come la comida equivocada. No es pensar que se deba por antojos, o que no puedas controlar las ganas de comer. No.

Si tienes entre once y dieciocho años, ya te encuentras en la edad de hacerte responsable con tu comida. Abres la nevera, la alacena, usas los aparatos electrodomésticos. En pocas palabras, decides por ti mismo. Pero es necesario que sepas qué alimentos le harán bien a tu cuerpo, así como también todo aquello que te hará bien en tu mente.

Puedes tener una afición, practicar algún deporte o viajar. Hay muchas cosas que puedes hacer. Tal vez enamorarte o relacionarte con gente exitosa. Vuelvo al mismo punto: si tienes algún problema realmente grave que afecta tus emociones, ve de inmediato por ayuda de un profesional de salud mental.

No puedes permitirle a tus emociones ni pensamientos que afecten tu alimentación ni tu estilo de vida. Eso es algo que debes solucionar urgentemente.

Ahora, hemos hablado de la importancia del agua. Si eres adolescente o tienes un ser querido que sea adolescente, rétalo a tomar agua. El agua es lo más importante para todas las edades de un ser humano.

En la adolescencia, la comida debe ser en su mayoría, proveniente de vegetales, frutas, proteínas, las legumbres pueden estar en tu alimentación. Pero hay algo más que debes de tener, no solo para mantener un peso adecuado sino además para mantener un estado mental óptimo y ese algo es el ejercicio. Ejercitando tu cuerpo, y siguiendo la alimentación anterior, tú podrás obtener los resultados necesarios que buscas.

Miles de personas olvidan realizar ejercicio. Bien. Tienes que encontrar algún tipo de actividad física, sea la que sea que te pueda ayudar a mantenerte activo.

Sé que debes tener alguna actividad que disfrutes. Todos la tenemos a esa edad en la que las hormonas y la energía nos sobran. Así que si encuentras esa actividad deportiva, sé que conseguirás que el futuro de tu vida sea más, mucho más ameno con respecto a tu lucha con el sobrepeso.

En cambio, si eres adolescente y empezaste tu lucha contra el sobrepeso, el ejercicio no te va a resolver el gran problema que tienes, pues para lograr reducir tu peso el ochenta y cinco por ciento proviene de tu correcta alimentación y el quince por ciento de hacer ejercicio.

Muchos de mis pacientes se sienten confiados de que están entrenando, yendo al gym. No quieren entender que el ejercicio no lo es todo.

Ir al gimnasio por una hora, eso es un ejercicio normal. Es algo que todos los seres humanos deberíamos hacer: tener una vida activa llena de ejercicio, pero la vida moderna nos ha impedido prácticamente realizar actividad física.

Todos estamos sentados frente a un escritorio por ocho horas. Es algo preocupante. Entonces nos vemos obligados a hacer ejercicio y ese no es el camino, sino la alimentación y la salud mental. Tener un trabajo actualmente implica descuidar nuestra imagen. Debemos encontrar un momento para poder realizar, al menos una hora diaria ejercicio. Sea el que sea.

Si eres adolescente, es importante que aumentes tu ingesta de proteínas ¿por qué?, porque los músculos están creciendo. Cuando los músculos crecen, necesitan proteínas.

Si estás haciendo algún tipo de ejercicio o estás yendo al gimnasio, la proteína te va a ayudar a promover y desarrollar una mayor masa muscular. Por lo tanto, adolescente, come proteína animal. La proteína de origen animal es realmente saludable.

Lo que no es saludable es comer un pedazo de carne,

o un pedazo de pollo, de cerdo procesado, como los famosos embutidos como: jamón crudo y hot-dogs. Estás matando a tu cuerpo. No seas tonto.

Y es aquí donde debes diferenciar dos cosas importantes: la alimentación saludable y los planes para adelgazar. Cuando logres entender esa gran diferencia, podrás tener una visión más consciente de lo que comes.

Comer huevos fritos no es saludable. Ninguna comida que necesite aceite para ser comible es saludable. Solo estás comiendo toxinas. El aceite es una toxina letal.

Si quieres comer huevos fritos, amas comer huevos fritos, haz como yo: en la sartén vierte una cucharadita de agua, pequeña, para que no se pegue en la sartén y déjalo freírse solo. El huevo tiene su propio aceite natural, se puede cocinar solo. Así estarás alejando a tu cuerpo del aceite de cocina que es gran fuente de toxinas.

Si empleas aceite de cocina para tus ensaladas, reemplázalo por aceite de oliva. El aceite de oliva es más natural y saludable. Tiene muchos beneficios tales como ayudarte en tu digestión, te ayuda con el estreñimiento.

Comer embutidos en exceso tiene consecuencias graves, ya que tu cuerpo comienza a reaccionar sin que tú a esa edad te des cuenta.

¿Alguna vez viste a alguien empacharse comiendo espinaca, lechuga, zanahoria o sandía? Nadie. Normalmente los problemas gástricos no vienen por consumir alimentos provenientes de la naturaleza. Si tienes algún problema clínico lo debes tratar inmediatamente.

En este punto quiero que sepas que debes comer proteínas. Que sean las proteínas que ayuden a desarrollar tus músculos.

Las carnes (no procesadas) que las contienen son: pollo, pescado, carne de cerdo, de vaca, salmón. ¡El salmón! Si tienes la posibilidad de consumirlo, si tu economía te lo permite, te recomiendo encarecidamente que consumas salmón.

No tienes que comer quince kilogramos para sentirte satisfecho o bien nutrido. Tienes que pensar que estás realizando un plan de alimentación inteligente y saludable, ¿ok?

¿Cuánto tendrías que comer? Bien, toma la palma de tu mano, sin contar tus dedos, solo toma en cuenta la palma de tu mano: pollo, cerdo y carne roja tienen que ser del tamaño de la palma de tu mano. Esa es la porción correcta que debes de comer. Si vas a comer pescado, entonces súmale tus dedos. El pescado, sea el que sea, es la carne que tiene más proteínas beneficiosas para tu cuerpo.

Esas son las cantidades de carne que necesitas comer. Esas son las porciones correctas para tener un cuerpo lleno de proteínas a través del consumo de carnes.

Si comes más, estás comiendo de gula.

Hey, Robinson ¿cuántas veces a la semana debo de comer carne? Bien. En esto quiero que sepas que con tres veces a la semana es más que suficiente para ti. No necesitas más.

No es parte de una alimentación saludable repetir comidas similares todos los días. Eso está prohibido. Recuérdalo.

Consumir un día huevo, otro día pollo, y otro pescado. Siempre variando. ¿Por qué? Porque de esta forma te sentirás más saciado.

Además, cuando eres adolescente, tienes esa energía inacabable. El cuerpo está desarrollándose. Entonces necesitas comer alimentos que sacien tu apetito.

A esta dieta debes agregarle vegetales a tu vida.

Cuando digo agregar vegetales a tu dieta, no me refiero a que solo comas lechuga, como muchas chicas adolescentes creen que debe ser. NO.

Comer solo lechuga, es comer una ensalada triste. ¿A qué me refiero con esto? A que si comes solo lechuga estás comiendo ensalada de dos colores.

Comer ensaladas de dos colores hace que las personas piensen y sientan que comer vegetales es una cosa fea y muy aburrida.

Esto no tiene que ser así.

Las ensaladas deben de tener color. Un ingrediente diferente.

Debes variar. Tus ensaladas deben de tener múltiples colores: tomate, zanahoria, betarraga, etc., pero en pocas cantidades, de cada vegetal. Eso sí come muchas hojas verdes.

Hojas verdes tenemos por ejemplo: espinaca, radichetta, arúgula, lechuga, cualquier tipo de lechuga.

Y puedes seguir jugando. A estos vegetales puedes agregarle frutas: piña, manzana, durazno, etc.

Esta combinación puede que haya despertado tu imaginación, querido adolescente. A que es muy delicioso pensar en una ensalada así ¿verdad?

Ahora, si lo deseas puedes agregarle granos a tu ensalada. Un poquito de maíz no vendría mal.

Eso te va a dar una gran variedad de textura en la

boca. Descubrirás que vale la pena comer tan variados sabores, además de que son proteínas, son deliciosos.

Si eres adolescente, y necesitas bajar de peso, lo mejor que puedes hacer antes de seguir cualquier dieta, y cualquier entrenamiento en un gym, lo primero que tienes que hacer es aprender a alimentarte.

Si logras resolver este problema entre los once y diecisiete años de edad, vas a tener una adultez muy tranquila.

No preocuparás a tus padres con enfermedades de sobrepeso o te preocuparás tú de problemas cardiovasculares ni tendrás miedo a hacerte exámenes de triglicéridos. Serás un adulto más saludable.

CAPÍTULO 4: LO QUE DEBEN COMER LOS JOVENES- ADULTOS

Muy importante. Realmente importante, lo primero que necesitas hacer es cambiar tu estilo de vida.

Sí. Sé que te va a costar. Lo sé. A mí me pasó.

Este capítulo es para personas de entre veinte Y veinticinco años de edad.

Todo lo que hayas realizado a esta edad para solucionar tu sobrepeso, no funcionó.

Así que la solución para ti debe ser cambiar tu estilo de vida.

Esto es lo realmente importante. Tener un plan para querer bajar de peso a esta edad no es simplemente una alimentación de tres o cuatro alimentos. No es simplemente preocuparte por hacer dieta por dos semanas para conseguir resultados. No.

Tener un plan para bajar de peso a esta edad es tener un plan en tu mente. Tener una mente saludable, para controlar lo que te llevas a la boca.

Tienes veinticuatro años, eres mujer, entonces, vas a ir realizando estos cambios en el estilo de vida que tienes, paso a paso.

No vas a quitar nada de tu vida ya, es decir, tu alimentación. Vas a seguir comiendo lo que comes, porque es lo que te va a dar control sobre ti misma. No excedas lo que comes actualmente.

Si te aterró leer que un adolescente padeciera de sobrepeso, pero tener sobrepeso, padecerlo entre los veinte o veinticinco años, seguramente ya hayas perdido toda esperanza. Pero déjame decirte que no es así.

Si estás en este rango de edad, notarás que tu peso subirá y bajará, subirá y bajará. Y esto explica por qué te encuentras así ahora.

Aquí se hace más que evidente el tema mental. El aspecto psicológico. Entre los veinte y veinticinco años, es muy probable que tengas preguntas y problemas existenciales.

El estrés es otro factor importante. Algunos problemas por los que engordas se deben al estrés en la universidad. La mayoría de jóvenes entre los veinte y veinticinco años se encuentran estudiando o trabajando. Incluso estudiando dos profesiones, o trabajando o estudiando al mismo tiempo. Eso hace que presten poca atención a la calidad de su alimentación.

Otros, por el contrario, no saben qué hacer luego de terminar la universidad. Quizá descubrieron que lo suyo no era ser un ingeniero, un arquitecto, un doctor. Descubrieron que eso no los hacía felices.

Si padeces o conoces a alguien que padece de esto, por más que no te lo quiera decir directamente, no dudes en darle una mano. Apóyalo. Motívalo a salir de ese sufrimiento.

El factor psicológico vuelve a ser tocado en este punto. Son momentos en los que los hombres y mujeres empiezan a entender lo dura que es la vida y muchos no están preparados para combatirla. Ve a un profesional de la salud mental.

Si no vences el obstáculo mental pero haces una dieta, no vas a poder bajar de peso. Pues como sabes, bajar de peso es un déficit calórico o una sustitución de alimentos que obligan al cuerpo a trabajar de más para poder bajar de peso.

El problema se origina cuando dejas la dieta, llegando a tu peso ideal, pero al no estar bien mentalmente, la ansiedad o lo que sea que estés padeciendo mentalmente, te hará comer. Y tú no podrás hacer nada. ¿Por qué? Porque tú estás programado a comer de una manera dañina, sin conocimiento. Y si hay problemas en tu vida, te garantizo que subirás de peso nuevamente y no lograrás tu objetivo. Tenlo por seguro.

Por lo tanto, trabaja y recupera tu salud mental lo antes posible. De nada sirve la mejor dieta del mundo si tienes problemas mentales que resolver.

Pésate. Conoce tu peso actual. Trázate una meta para perder peso comiendo los alimentos adecuados. Y toma agua.

El agua debe ser tomada en todas las edades de un ser humano. Nuestro cuerpo constantemente tiene muchas sustancias recorriéndolo y el agua limpia las impurezas presentes en órganos vitales como los riñones y el corazón. Te hidrata.

Una vez que te hayas trazado una meta, sabrás que diste el primer paso para salir de lo que sea que te esté atormentando.

Realiza una dieta que te hará perder peso. Puedes emplear la dieta de un adolescente, la dieta del capítulo anterior si lo deseas.

Ten cuidado con los lácteos. No consumas muchos alimentos lácteos. Por ejemplo: quesos, yogurts, leches descremadas, etc., esos alimentos tienen muchos carbohidratos.

Si consumes excesivamente lácteos, llegará un momento en el que tu cuerpo se acostumbre a esa clase de alimentación y no podrás bajar más.

Ahora, si vienes de hacer una dieta súper seria, bien alimentada, con un estado de cetosis constante, sin cometer tropiezos en el camino (comer chatarra), seguramente tu cuerpo se acostumbró demasiado, entonces, lo que te recomiendo es hacer un alto y comer cualquier otra cosa, para lograr salir de eso y volver a iniciar, como una especie de RESET.

Haz un estudio de los alimentos que estás comiendo. Pésate. Siempre es bueno conocer qué alimentos son los que realmente te están haciendo bajar de peso e incorporarlos a una nueva dieta. No siempre debe ser la misma. Hay varios tipos de dietas que puedes incorporar.

Ahora, para las personas entre los veinte y veinticinco años, el ejercicio físico les será indispensable, así como las proteínas: carnes naturales sin procesar, legumbres, huevos y pescados son esenciales.

Los lácteos siguen siendo importantes, porque nos ayudan con la estructura ósea.

Aquellos que no tomen lácteos, personas que no toleren la lactosa, deben tomar otras fuentes de calcio que reemplacen los lácteos naturales, ya que esto es importante para poder tener un esqueleto resistente y saludable.

Para reemplazar los lácteos, busque alimentos

naturales que contengan calcio, no intentes reemplazar los lácteos con pastillas.

Si no tienes problemas de salud pre-existentes, busca alimentos no pastillas, por favor.

Si me dices que tomarás complejos vitamínicos, eso está bien. Toma un complejo vitamínico, pero que el complejo vitamínico no te sirva de excusa para ingerir cualquier otro medicamento. No hay razón de auto medicarte para obtener calcio en tu cuerpo.

¿Sabías que hay verduras que tienen muchísimo calcio y que lo tienen en mayor cantidad que la mayoría de lácteos?

Sí. Así es, y aquí te los enumero: la col, el brócoli, repollo chino. Todos estos vegetales tienen un setenta por ciento más calcio que la leche.

También tenemos carnes de algunos pescados: el pescado con huesos blandos y comestibles, como las sardinas y el salmón. Todos ellos tienen hasta un ciento veinte por ciento más de calcio que la leche.

Si eres intolerable a la lactosa, tal vez una fuente de leche vegetal como la leche de soya o leche de granos como la leche de arroz, sean la alternativa. La leche de soya tiene un ochenta por ciento más de calcio que la leche de vaca, y la leche de arroz un quince por ciento. Esto se lo recomiendo a personas vegetarianas.

Un jugo de naranjas por las mañanas posee un sesenta por ciento más calcio que la leche de vaca.

La espinaca y todos los vegetales verdes, una taza de espinaca verde, por ejemplo, contiene setenta por ciento más calcio que la leche de vaca.

Ya lo sabes. La leche de vaca, o los lácteos en general,

no son el único camino para obtener calcio en nuestro cuerpo. Intenta con esos otros alimentos.

Entre los veinte o veinticinco años, las personas que hacen dieta, sin conocimiento, creen que haciendo un ayuno intermitente bajarán inmediatamente de peso. NO. Eso no te ayudará en nada.

Por ejemplo, en la mañana comí lo que decía mi dieta, en el almuerzo también. Entonces iré en la noche a comer pizza.

Si haces un ayuno de veinte horas, lo mejor que le puedes hacer a tu cuerpo es darle algo nutritivo. Sea cual sea tu dieta. Sabes que lo que estás haciendo está mal. No es justo que no compenses esas horas sin comer algo nutritivo.

Te repito, esa no es la forma de llegar a tu meta.

Así que si realizas un ayuno intermitente, sea que estés orientado por un profesional o no, porque si no lo estás, debes romperlo. Debes destruir esa idea de que el ayuno intermitente es bueno. Si no lo haces, comerás lo que sea. Tu mente y cuerpo se acostumbrarán a eso. Y eso no es saludable, eso no es una dieta adecuada que debas mantener por el resto de tu vida, solo es una solución temporal.

Lo primero que tienes que hacer para romper el ayuno intermitente es dejar de hacerlo a las horas señaladas en las que habitualmente lo haces.

¿A qué me refiero con eso?

Por ejemplo, dije que estabas acostumbrado al ayuno intermitente, tu primer paso será establecer horarios para comer. Si no logras contener el hambre puedes tomar un batido de vegetales verdes: pepinos, brócolis, espinacas, etc.

También puedes mezclar y hacer un batido de vegetales verdes con frutas. Para que puedas variar con los sabores y puedas disfrutar de más tipos de nutrientes.

Un batido, cualquiera de los dos, le proporcionará más y muy buenos nutrientes a tu organismo. Sentirás liguero tu estómago. Tendrás la sensación de haber comido poco, pero sano.

Recuerda no tomar estos batidos en exceso. Eso no es bueno. Hay que volver a los tamaños de antes. Si lo haces, vas a poder consumir más libremente los alimentos saludables que pienses ingerir posteriormente.

Volviendo a la elección del deporte que más vaya contigo, te recomendaría que empieces a cuidar tu musculatura. Debes realizar ejercicios de fuerza.

Ejercitar tu musculatura será necesario en un futuro; si estás entre los veinte y treinta años, ejercitar tus músculos estará incorporado ya a tu rutina cuando seas adulto.

Creéme. El juego es así de sencillo. Esas son las reglas. Ya verás más adelante a lo que me refiero. No te preocupes.

No hace falta que te inscribas en un gimnasio o que te compres una máquina costosa para realizar ejercicios de fuerza.

Sabes que esas máquinas quedarán tiradas bajo de tu cama o en el ropero. No te mientas.

Ejercicio físico, ejercicios de fuerza, lo puedes realizar en casa con cero dólares.

Saltar la cuerda, hacer abdominales, salir a correr te cuesta cero dólares, pues los harás en tu casa, en un parque o en la playa. Si no empiezas por algo sencillo como estas actividades, no importa el dinero que gastes. Tu inversión será en vano. Gastarás por algo de lo que te olvidarás después de un tiempo.

Tenlo por seguro.

Si no te motivan los ejercicios que mencioné, pues busca alguno que lo haga, y pronto verás cómo harás de ello un hábito constante; eso es lo importante.

Ve intentando y experimentando con los diferentes ejercicios físicos y quédate con el que se acople a ti.

Recuerda que la vida, el arte de vivir, es realizar experimentos en todo lo que necesitamos. Es por ello que preferimos ciertas cosas, sabores, personas, género musical, etc.

Es lo mismo con los ejercicios. No te frustres o te encierres en algo; todo en este mundo es un experimento. Todos finalmente tenemos una elección. Ánimo.

Si ya estás decidido y encontraste tu ejercicio favorito, sigue esta lista de nutrición rica en proteínas:
-Carnes de los tres reinos animales
-Huevos
-Legumbres
-Frutos secos: nueces, semillas de sésamo, pasas, guindones, almendras (entre otros que encuentres en tu mercado).

Quiero hacer un paréntesis con respecto a los frutos secos. Debes de comer lo necesario pues tienen grasas saludables, pero son grasas. Así que cuidado. No te excedas. Si estás buscando bajar de peso y comes frutos secos, entonces haz lo siguiente: el fruto que vayas a ingerir debe ser del tamaño de la palma de tu mano. Así es.

Es lo mismo que las porciones de carne que tienes que ingerir, y que vimos páginas atrás para bajar de peso.

Si te excedes comiendo más allá de las dimensiones, que la misma naturaleza te ha brindado, las dimensiones de la palma de tu mano, entonces engordarás.

Nada en exceso es bueno. No lo olvides. Mucho cuidado.

CAPÍTULO 5: LO QUE DEBEN COMER LOS ADULTOS

Bien. Esta es la edad de la que más me gusta hablar. Los que tienen treinta años lo pueden experimentar y poner en práctica. Mientras aquellos que están en la primera parte de los cuarenta años, si comen e incorporan este tipo de alimentación van a poder cambiar también su destino.

Van a poder cambiar su peso. Van a poder transformar su vida.

No olvides beber agua. Siempre. El agua purifica a todos los cuerpos sea cual sea su edad.

A los treinta años, el metabolismo comienza a ser más lento. Eso es algo inevitable.

Lo que antes comías no te engordaba, en cambio a los treinta, será muy fácil que engordes. Es normal.

Antes de los treinta años, tu cuerpo se recuperaba de una resaca de la que te recuperabas con tres horas de sueño, pues ahora tu cuerpo necesitará más de ocho horas de sueño.

¿Te das cuenta de lo que acabo de decir?

Sí. Tu cuerpo empieza a tener un metabolismo más lento para asimilar los alimentos. Se toma más tiempo para poder recuperarse.

Si cumpliste los treinta años, te darás cuenta de que tu cuerpo empieza a envejecer.

Los veinticinco años de edad son el pico de nuestras

vidas. Nada se puede comparar a aquella sensación de encontrarse lleno de vida, vigoroso, animado; pero cuando tienes veintiséis, ese pico de nuestras vidas empieza a decrecer terriblemente. Empezamos a envejecer, empieza el declive.

Es muy importante que si ya pasaste o no la edad de los treinta años, tengas en cuenta que el envejecimiento, a partir de ahora, todo en tu cuerpo comenzará a envejecer. Es algo opuesto, obviamente, cuando tenías veinticinco.

Pero el envejecimiento, tal y como se plantea y se tiene preconcebidamente en nuestras mentes, puede ser inevitable.

Envejecer no tiene que ser necesariamente una tortura.

¿Por qué?

Simple. Si uno incorpora a su vida una rutina de vida, saludable, no solo va a llegar a una edad adulta disfrutando de mayor salud, sino que va a disfrutar de los beneficios de esa edad.

Y todo esto aplica para absolutamente todos. No importa la edad que tengas.

Lo que verdaderamente es importante es lo que estás haciendo ahora con tu cuerpo, por tu salud.

Es mentira que cuando uno es viejo se siente mal. Es mentira que cuando uno es viejo le duele todo el cuerpo. Todas esas frases son absolutamente falsas.

Si te resignas a eso, afirmando esas frases o pensamientos negativos, solo estás autodestruyendo tu mente.

¿Qué es ser viejo?

¿Acaso sea tener cuarenta, cincuenta, sesenta, setenta, ochenta, noventa, ¡cien años!?

En toda mi experiencia siendo nutricionista he conocido personas de ochenta años, las cuales tienen una actividad física envidiable.

Pero para llegar en esas condiciones hay que tener una constancia, un disfrute por el equilibrio en saber comer saludable y tener una mente saludable.

Es aquí donde empieza el momento mental. Y si tienes treinta años, es el momento donde tu inteligencia emocional comienza a jugar un papel trascendental.

¿Qué es lo primero que debes hacer desde los treinta años?

Bien, la respuesta es una sola: come antioxidantes. Y con esto me refiero a que tienes que comer todos aquellos alimentos de color morado, por ejemplo: las moras, los blueberries también conocidos como arándanos, las remolachas, es decir, todo aquel alimento en el que encuentres un color morado, violeta o lila, esos son los alimentos que debes consumir.

¿Por qué?

Porque esos alimentos combaten los radicales libres, combaten el envejecimiento. Empiezan a combatir aquellos problemas celulares que pueden desencadenar en enfermedades crónicas como por ejemplo el cáncer, entre otras.

Entonces es muy importante que te mantengas comiendo alimentos saludables. Que sigas comiendo las frutas de la misma manera en cómo te expliqué páginas arriba.

A partir de los treinta años, debes aprender a seleccionar alimentos morados, alimentos de hojas verdes.

Reduce las frutas altas en azúcar, porque a partir de los treinta años, todo aquello que se metabolizaba rápido y que los músculos usaban, comienza a hacerse más lento.

Por lo tanto, es momento de cambiar tu alimentación. No elimines la fruta de tu alimentación, solo empieza a tener un mayor cuidado en la calidad de la fruta, en el tipo de fruta, en la cantidad de azúcar que tienen las frutas que usualmente consumes.

Prioriza los frutos silvestres como las fresas y uvas. Prioriza todas aquellas frutas que tienen menos cantidad de azúcar.

¿Puedes comer y disfrutar de una banana?

Claro que sí, pero no te vas a comer cuatro bananas por día, solo una. Vas a comerte una banana cada dos o tres días.

Es importante que regules tu alimentación.

No hagas todo repetitivo.

Las dietas repetitivas, las dietas restrictivas que nos dan de comer solo un tipo de alimentos no funcionan. El cuerpo se cansa de eso.

Tu cuerpo necesita variedad.

Así que es muy importante que le des una variedad de alimentos nutritivos a tu cuerpo. A cualquier edad.

Si tienes treinta años, acuérdate de lo que te diré a continuación: alimentos de color morado son lo que necesitas.

No lo olvides.

Ahora, estás llegando a los cuarenta años. Esto también te sirve.

Todo lo que mencioné en este capítulo.

Antes, cuando eras un joven o adolescente, tener

cuarenta años, era tener una edad avanzada. O al menos tenías esa percepción, claro.

Soy de aquellos que tienen ciertas dudas sobre la longevidad que uno puede llegar a tener. No es para mí un inconveniente.

Pero a los cuarenta años, hay dos alimentos que para mí, deben tener un completo protagonismo y son: las verduras y las frutas.

¿Por qué?

Porque tienen antioxidantes. Además, poseen vitamina C y fibra.

Son dos de las cosas más importantes y que a partir de los cuarenta años no puedes dejar de consumir.

Fibra de origen vegetal, es algo que debes siempre consumir sí o sí.

¿A qué me refiero con esto?

Me refiero a que todos los días vas a comer una porción de ensalada.

No es una porción pequeña, sino, como un plato de comida si es posible.

Debes de consumir todos los vegetales de diferentes colores, pero siempre priorizando los vegetales de hojas verdes.

Todos los días debes de comer vegetales de hojas verdes. Así como también deberás comer tomate. No importa si eres hombre o mujer.

¿Por qué?

Si agregas tomate en tu ensalada, éste te ayudará muchísimo con el aspecto de tu piel. Y si eres hombre, el tomate te va a ayudar a prevenir el cáncer de próstata.

El tomate es una de las llaves fundamentales para la

salud sexual del hombre.

Si estás siendo testigo de que tu rendimiento sexual ya no es el mismo de antes, empieza a comer más tomate.

Empieza a comer más vegetales en general, porque muchas veces los nutrientes que te faltan son carencia de vegetales. Incluso si tomas complejos vitamínicos.

No olvides la importancia de la alimentación. No restes importancia al agua.

El calcio es vital para el aporte óseo, y aquí haré un apartado. Es aquí donde las mujeres comienzan a tener o a iniciar el proceso de lo que es la menopausia.

A algunas mujeres les sucede a los cuarenta y dos, cuarenta y tres, cuarenta y cinco, cincuenta, sesenta y cinco años. Cada mujer es diferente, depende de su genética y de su estilo de vida.

A los hombres también. En los hombres comienza a ser menor la cantidad de testosterona.

Por lo tanto, tanto hombres como mujeres, es importante incorporar omega tres a su alimentación.

Se debe incorporar a aquellos alimentos que combaten los radicales libres. Pero por sobre todo, tanto hombres como mujeres, deben trabajar a conciencia el desarrollo muscular.

A partir de los treinta y cinco años en adelante (hasta los ochenta y noventa) trabajar en el desarrollo muscular, es sumamente importante.

Cuando las mujeres y hombres empiezan con este proceso hormonal (las mujeres lo desarrollan mucho más), la osteoporosis comienza a ser un problema muy grande. La descalcificación de los huesos es algo a tener en cuenta en nuestra salud.

Las mujeres comienzan a perder muchas hormonas, comienza a haber un desbarajuste muy grande, y todas las mujeres que tienen cuarenta años, saben muy bien a lo que me refiero.

Si no tienes cuarenta y fuiste alguna vez al ginecólogo, te hiciste un Papanicolaou, pregúntale qué es la descalcificación de los huesos y él te dirá qué puedes hacer para enfrentarlo y retardarlo. Obviamente el doctor te dirá que no solo es importante cuidar tu calcificación, sino que también es importante cuidar tu masa muscular.

No sirve de nada tener un hueso firme, saludable si no tenemos una masa muscular que lo soporte.

Cualquier hueso puede quebrarse con una presión de más de cinco kilos. Y si se tiene una descalcificación en los huesos, se pueden romper con mayor facilidad.

Pero incluso si se tiene osteoporosis, o se presentan los primeros síntomas de osteoporosis y mantenemos una masa muscular. O si no hay osteoporosis en tu caso, pero sí hay una masa muscular bien desarrollada, eso contiene al hueso y evita las quebraduras que son más peligrosas mientras más adulto seas.

Entonces, muy importante, a partir de los cuarenta años debes trabajar el desarrollo muscular.

¿Cómo se trabaja el desarrollo muscular, además de incorporar proteínas para que tus músculos crezcan?

Se desarrolla haciendo ejercicios de peso.

Tal vez haya mucha gente que no lo sepa, pero es así cómo se desarrolla nuestra masa muscular. No solo con proteínas que son muy importantes. Pero en este apartado, ambos factores tienen un valor del cincuenta – cincuenta.

Ambos factores son vitales y muy importantes para desarrollar tu masa muscular.

Ten eso siempre presente en tu mente.

Tienes que alzar peso con las piernas. Haz sentadillas.

Los ejercicios de fuerza, son los que debes realizar más a menudo para poder tener éxito con tu desarrollo muscular.

Los ejercicios aeróbicos son buenos para mantener una salud cardiovascular que se necesita.

Son los ejercicios musculares los que entregan muchos más beneficios. No solo a nivel óseo. No solo a nivel muscular. No solo a nivel físico. No solo para perder peso. No.

Todo esto tiene un beneficio a nivel mental.

Conforme vamos envejeciendo, el cuerpo comienza a presentar señales de deterioro. ¿Acaso crees que tu salud mental no se verá afectada cuando envejeces?

Si no lo crees, entonces déjame decirte que debes considerar ir a un psicólogo. Es bueno realizarse chequeos no solo físicos, sino también mentales.

Además a eso, te recomiendo un tiempo para realizar terapias de relajación y meditación. La respiración que practican los monjes tibetanos, para tener una mente lúcida es un método que te recomiendo.

¿Cómo es posible que un niño, adulto o anciano, que es un monje tibetano, pueda realizar ciertas actividades físicas que solo pueden ser vistas en una película de ficción de Hollywood?

Esto se debe a que cuidan su mente, se ejercitan. Pero priorizan, mediante la respiración y la meditación, su mente.

Los orientales creen en la estrecha vinculación de la mente y el cuerpo. Algo que en occidente nadie ha prestado atención.

Sin embargo, a partir de los treinta años, es muy importante encontrar ese tiempo para el ejercicio físico y mental.

Debes de encontrar ese tiempo. Era más fácil encontrar ese tiempo cuando uno era joven, porque era ahí cuando no teníamos responsabilidades.

Pero ahora eres adulto y tienes muchas responsabilidades que atender. No te preocupes, solo debes estudiar tus horarios, y dedicar al menos cinco minutos, diez minutos, media hora, una hora para realizar ejercicios.

Si lo consigues, lograrás tener un bienestar contigo mismo que tu mente percibirá como un estímulo a estar bien. Pero no olvides que tú estás trabajando tu masa muscular. Así que si encuentras ese tiempo para ti, tu mente y tu cuerpo te lo agradecerán. Créeme. Yo sé que tú puedes.

Debemos de crear rutinas, y no hay que dejarse vencer por la procrastinación y la pereza. No. No te dejes vencer.

Ten fuerza de voluntad y trázate metas y horarios.

Es la única forma en la que podrás conseguir este objetivo.

Si logras crear una rutina, de aquí a veinte años serás dueño de una salud de acero.

Te quedarás sorprendido de los beneficios que obtendrás en unos años. Si tienes veinte años, en diez años sentirás los beneficios de haber tenido una rutina saludable tanto en tu alimentación, en tu físico y en tu mente.

Pero lo que es mejor, si deseas hacer ejercicios musculares ahora, en este momento, de aquí en quince días, tú te sentirás mejor. Te lo garantizo.

CAPÍTULO 6: BREAK

Antes de iniciar con la alimentación para personas mayores de cincuenta años, los cuales son mis pacientes favoritos, quiero darte unos consejos extras y dietas recomendadas que he recetado a mis pacientes.

Hay muchas historias y experiencias que quiero contarte y que creo son muy importantes para ti.

He decidido dejar la alimentación de las personas de más de cincuenta años para el final y darte varios tips en los siguientes capítulos.

Además, te recomendaré algunas de las dietas y alimentos más empleados por mis pacientes. Así que espero que te sirvan.

Estas historias y experiencias (a las cuales respondo y resuelvo todas las dudas más comunes y desconocidas por ti) son realmente vitales para tu progreso en poder bajar de peso.

Todo depende de cuánta atención y empeño tú decidas ponerle a mi método mediante estas preguntas típicas y no tan típicas de mis pacientes a las que iré respondiendo.

Ten en cuenta que yo iré dando las pautas para que tú elijas la dieta que deberás seguir. Pero antes de elegir y poner en práctica la dieta que creas más conveniente para ti, te recomiendo visitar a un médico o un nutricionista para que pueda estudiar tu tipo de alimentación y tu cuerpo.

Todas las personas tienen reacciones diferentes a las

dietas. Así que yo solo te mostraré cuál de todas las dietas he recomendado, puedes elegir la que quieras y pienses que será la indicada para ti, pero no olvides consultar a un médico o un nutricionista para que pueda evaluar las características de tu metabolismo y de tu cuerpo.

Te veo en el siguiente capítulo.

Y recuerda, piensa en positivo. Bebe agua. Sé constante con la alimentación saludable que escojas. Has ejercicio, y aconseja, ayuda a otras personas a salir de las tinieblas en las que estén envueltas.

Ayuda a las personas. Nadie sabe lo difícil que deben ser sus vidas. Y como ya sabes, las emociones alteran la química de nuestros cuerpos. Ayuda a quien lo necesite.

CAPÍTULO 7: PREGUNTAS Y RESPUESTAS – PRIMERA PARTE

1. ¿Cómo cambio mis hábitos? ¿Qué hago para empezar?

Me preguntó una vez un paciente de cuarenta y ocho años. Pues la respuesta es simple para esto. Hay que crear una rutina.

Creo que ya hemos visto cómo hacerlo previamente, pero esta fue mi respuesta para este paciente. Este tipo de paciente en específico, que desconoce o no sabe nada de cómo dar el primer paso, es algo difícil para mí.

Él era el típico paciente que procrastinaba luego de dar el primer paso. Luego de la primera semana ya estaba dándose por vencido.

Se lamentaba de sus tropiezos, pero jamás era persistente en continuar. No entendía la importancia que la constancia tenía para su meta de bajar de peso.

Si uno consigue hacer una rutina, respetándola al máximo, casi como a un dios, entonces dentro de quince años tú mismo te lo agradecerás. Sentirás que tendrás una salud de acero.

2. Doctor, si yo tengo veintiséis años, tengo un metro cincuenta y dos de estatura, y hace unas semanas empecé con la dieta cetogénica, y ya bajé

cinco kilos y medio, pero ahora estoy temiendo que pueda padecer del *efecto rebote*.

Bien, la dieta cetogénica o dieta keto, es una dieta en la que se consume una baja cantidad de carbohidratos, la cual convierte a nuestro cuerpo en una máquina que quema grasa.

Tiene muchísimos beneficios, muy potenciales. No solo vas a poder perder peso, también vas a poder tener una mejor salud y rendimiento deportivo.

Hay miles, millones de personas que ya han tomado esta dieta casi religiosamente. Son millones de personas alrededor del mundo. Ya hablaremos de esta dieta más adelante y te enseñaré cómo hacerla. No te preocupes.

Bien volviendo a la pregunta, *el efecto rebote*, no es ni más ni menos que volver a comer como antes. Eso es *el efecto rebote*.

Por eso, siempre digo que es muy importante saber qué es lo que uno está haciendo con los alimentos, saber exactamente lo que estás consumiendo.

Si ya estás usando la dieta cetogénica para perder peso, ya debes de tener en cuenta una cosa: debes de tener un plan sobre lo que vas a comer después de hacer la dieta keto o cetogénica.

Esa es la clave, si tú o algún conocido están motivados a empezar una dieta, quiero que sepas que desde hoy para siempre, repito, ¡de hoy para siempre!, el día en el que dejes de comer y de poner en práctica el plan alimenticio, saludable, como lo es la dieta cetogénica o cualquier otra dieta que hayas decidido poner en práctica en tu cuerpo, vas a engordar.

Lo sé, suena muy cruel. Suena muy cruel luego de

tanto ejercicio y sacrificio por dejar de comer.

Esto se debe, como dije antes, que cuando uno es niño, desarrolla la cantidad de células adiposas que va a tener.

Si este niño tiene un peso corporal en el rango normal, va a tener menos cantidad de células a diferencia de un niño que es más gordito. Y eso te marca para el resto de tu vida, pues para el resto de tu vida la cantidad de células no disminuye y sube.

Las células aumentan o disminuyen su tamaño, pero la cantidad de células es siempre la misma a través del tiempo en cada persona.

Así que, te recomiendo, luego de aplicar una dieta cetogénica, optar y mantener en práctica la dieta low carb, si no sabes qué es la dieta low carb, pues es aquella dieta que prioriza comer carbohidratos en mínimas cantidades. Ya veremos esto más adelante y te explicaré y recomendaré cómo empezar con esta dieta y qué debes de comer.

Bien. La dieta low carb es mi recomendación inmediata para que puedas continuar manteniéndote en forma.

El azúcar es como un carbohidrato, pero el azúcar procesado es dañino. Si no lo sabías y sigues comiendo o bebiendo azúcar (en sodas, jugos y cualquier golosina o postre) en cantidades desmesuradas, esto te hará engordar brutalmente. El hígado es el principal responsable ya que interpreta el azúcar como grasa en nuestro organismo.

Olvídate del azúcar procesado. Si lo dejas de comer, eso estaría bien. Obviamente vas a comer azúcar procesada de alguna manera, eso no se puede evitar. Pero depende de ti seguir con eso o no.

El problema es cuando se convierte en un alimento diario. Lo tomas en el desayuno, en el almuerzo y en la cena. Eso es lo peor que puedes hacer si deseas bajar de peso. Reemplaza tu ingesta de azúcar procesado por frutas bajas en azúcar y toma agua.

El azúcar es como la sal, el picante o ají, la mayonesa, la mostaza, el kétchup… ¡Solo es un complemento, algo innecesario para darle sabor a algo y tragártelo! Métete eso en la cabeza. El azúcar no es vital para tu alimentación, solo desarrollará en ti la diabetes y el cáncer. Así que ten más cuidado con el azúcar.

3. Doctor, quiero saber si la tortilla de maíz la puedo consumir en mi dieta. Es que me parece saludable.

La respuesta siempre será un NO. Si estás realizando cualquier dieta, sobre todo la dieta cetogénica, debes saber que el maíz es alto en carbohidratos.

Recomiendo que cambies la tortilla de maíz por una tortilla de huevo y queso, eso se puede consumir en la dieta cetogénica o keto.

Sin echar aceite a la sartén (solo una cucharadita de agua para que no se pegue a la sartén), toma dos huevos, bátelos bien, y agrega queso rallado, fresco o queso mozzarella rallado.

Eso es saludable. Esa combinación es un gustito ideal en comparación al maíz que tiene muchísimos carbohidratos.

Recuerda que comer es fácil, saber cómo y qué comer es lo que es difícil.

4. Doctor, en la mañana tengo un peso y en la noche tengo tres libras más. ¿Por qué?

Bien, quiero que sepas que el cambio de peso en el transcurso del día es normal. Completamente normal.

En la mañana antes de ir al baño pesamos menos. En la noche antes de irnos a dormir normalmente pesamos más.

Es parte de la vida y no te debes asustar ni mortificar por esto. Tranquilo, esto es normal.

Pero puedes hacer esto para poder ir midiendo tu progreso rumbo a tu meta que es bajar de peso.

Pésate un lunes por la mañana al despertar. Supongamos que al pesarte el lunes pesas ochenta kilogramos y tu altura es un metro setenta, entonces, este número lo tendrás siempre en mente durante el transcurso de la semana. Si no subes más de un kilogramo al despertar entonces estás progresando, ya que esos ochenta kilogramos que sabes pesa tu cuerpo, tiene que ser menor la siguiente semana.

Esto no es martirizarte, es motivarte para continuar con tu dieta. Es motivarte a conseguir más progreso hacia tu meta.

Subir de peso es posible. Puede que hayas tomado agua en exceso y tengas retención de líquido. Hay muchos motivos por los que el cuerpo puede subir de peso.

El peso no es siempre un indicativo de pérdida de grasa. Aquí debemos diferenciar esto.

La grasa tiene un volumen muy grande, pero tiene un pequeño peso.

Es por esto que la gente nota que la ropa le queda más suelta y en la balanza no ven diferencia. Pero no te preocupes, si la grasa está disminuyendo, entonces eso es un buen indicativo de que estás perdiendo grasa corporal.

Si no sientes un cambio en el cuerpo al ponerte la ropa, si no sientes la ropa en tu cuerpo floja o más libre y ves en la balanza que has perdido cuatro kilogramos, entonces ahí hay algo que no está bien, pues como dije, la grasa corporal tiene mucho volumen pero poco peso. Así que ojo a esto.

5. Doctor, las pastas integrales tampoco se pueden consumir al hacer la dieta cetogénica, ¿cierto? ¿Por qué?

No. No se pueden comer nada de pastas, pues las pastas tienen harinas. Así que olvídate de eso.

Cualquier tipo de harina que consumas de un alimento acabará con cualquier intento que pienses iniciar basado en tu dieta cetogénica. No importa el progreso que hayas logrado. Todo se vendrá abajo si comes harinas, si comes carbohidratos.

Si te quieres dar un gusto y quieres comer un poquito de harina, te recomiendo una dieta low carb, ya que en esta dieta se está permitido comer carbohidratos, pero en efímeras cantidades. Muy pocas cantidades.

Pero si estás aplicando la dieta cetogénica a tu cuerpo, y comes carbohidratos, entonces eso será perjudicial para tu progreso. Jamás lo olvides.

Ahora, para todos aquellos que están aplicando la dieta cetogénica o la dieta low carb.

Primero hablemos lo básico sobre ambas dietas, ya

más adelante trataremos sobre estas dos dietas que me parecen las mejores para que empieces a bajar de peso.

La dieta cetogénica, la dieta keto, es una dieta donde un individuo pierde peso por entrar en estado de cetosis.

Para que entiendas mejor qué significa el estado de cetosis, se podría decir que es un engaño al cuerpo, a tu organismo. Es como si el cuerpo le mandara una información diferente al cerebro.

Al aplicar la dieta cetogénica en nuestro organismo, el cerebro manda órdenes a tu cuerpo para quemar grasa. Más adelante te explicaré este apartado con más detalles.

Por otro lado, la dieta low carb, te permite sin estar en cetosis, comer uno cuantos gramos más de carbohidratos. La cetosis es una condición que no se puede mantener todo el tiempo, y que trae algunas consecuencias que no son muy divertidas para algunas personas. Son efectos secundarios que al dejar la dieta cetogénica, inmediatamente aparece *el efecto rebote*.

Es por esto que la mejor opción es: si vas a dejar la dieta cetogénica, la mejor opción para ti es continuar con la dieta low carb.

Con la dieta low carb, tú bajarás de peso de una manera digamos "más natural", puesto que tú vienes de practicar la dieta cetogénica que es una dieta un poquito más balanceada, es por esto que la pérdida de peso es menor, pero también la línea de estabilidad química en tu cuerpo es más estable.

CAPÍTULO 8: LO QUE DEBEN COMER LOS ADULTOS MAYORES

Los adultos mayores son aquellos que ya tienen cincuenta años en adelante.

Bien, les dije que a los veinte, treinta y cuarenta años deben comer para estar preparados, para cuando lleguen a los cincuenta años.

Si tienes cuarenta, y ya te acostumbraste a comer alimentos de color morado (los antioxidantes), entonces debes seguir consumiéndolos. Si lo haces, debes saber que tendrás una vejez envidiable.

Pero quiero aclarar una cosa. Si cumples los sesenta o setenta años, debes de saber que yo los considero aún adultos. Porque pienso que hay cosas que he aprendido de ellos, de cómo afrontar la vida gracias a su experiencia, eso me hace sentir a mí viejo y a ellos jóvenes.

Recuerda comer alimentos de color morado, antioxidantes más a menudo.

Si tienes más de cincuenta años, recuerda que la alimentación que puedas obtener fuera de tu alimentación saludable va a ser menor. El tipo de alimento que tu hígado va a poder resistir es cada vez menor.

La cantidad de alimentos saludables, como por ejemplo vegetales frescos, será vital. Debes de aprender a comer vegetales frescos, no solo en ensaladas. No. Sino como snacks, como acompañantes.

Puedes incluir verduras a una tortilla de huevo o en las veces que tengas hambre, combinar las verduras con frutas.

A los cincuenta años de edad, dale importancia al calcio, a la vitamina C, a la vitamina D. Sigue comiendo proteínas, los alimentos que tienen proteínas ya te los he mencionado páginas arriba.

Arnold Schwarzenegger y Sylvester Stallone son ancianos, pero ellos basaron su alimentación en proteínas, verduras, calcio, vitaminas, antioxidantes, agua, y ejercicios.

Esos actores no lucen como unos ancianos, flacos, no, ellos mantienen un cuerpo ejercitado.

No digo que te vuelvas un fisicoculturista. No. Pero sí que mantengas un cuerpo ejercitado, incluso si tienes setenta u ochenta como esos actores.

Por lo tanto, no hay razón para que tú no sigas sus ejemplos.

Si estás discapacitado a esta edad, te recomiendo ejercicios de movilidad, ya que tienes una parte de tu cuerpo que puedes mover y a la cual puedes ejercitar.

No quiero que me digas frases como: *«No, no puedo hacer ejercicio por una condición médica»* o *«No puedo hacer ejercicios porque no sirvo para eso»*. Olvídate de eso.

Esas palabras son de perdedores. Y tú, antes de que vengas a este mundo fuiste un ganador. Hubo millones de espermatozoides que querían estar en el lugar en el que estás ahora, y de todos ellos, tú, sí, tú, fuiste el que pudo conseguirlo. Así que no me vengas con esas frases cursis, ese no es tu verdadero yo.

Recuerda, el ejercicio ayuda a la salud mental.

Es algo que está asociado quieras o no quieras aceptarlo. Así que esto depende de ti.

El ejercicio te va a liberar de un montón de situaciones, sean las que sean.

Con esto no te estoy mandando al gimnasio. No. Saca de tu cabeza esa idea, así como debes sacarte de la cabeza que la ensalada es aburrida.

Estas cosas son las que debes de eliminar de tu mente.

Si tu depresión es mayor a tu motivación entonces ve por ayuda profesional. Te necesito sano mentalmente. Sea que sigamos en contacto o no. Yo quiero que recuerdes siempre esto de este libro: **«Mi motivación es lo que siempre debe estar alta para poder bajar de peso. Si no estoy mentalmente bien, debo buscar ayuda. Cuando me recupere, empezaré mi dieta con todo el ánimo posible, ya que he venido a este mundo a ser feliz, a ser un ganador. Sé que lo lograré porque estoy en este mundo antes que un millón de probabilidades. Yo soy la probabilidad que tuvo éxito. Soy un ganador feliz conmigo mismo al saber esto. Empezaré con mi dieta, con la mejor energía y mentalidad positiva que cualquiera quisiera tener... Seré la inspiración de otras personas, porque yo no soy el centro del universo, sino, la felicidad de las personas que realmente me importan».**

Nunca olvides esas palabras. Sea cual sea tu edad o sea cual sea tu problema, grábate esas palabras en lo más profundo de tu mente y nunca las saques, por más dura que sea la vida contigo, ¿ok? Sigamos.

¿Qué más tienen que comer las personas de entre

cincuenta y sesenta años?

Deben de comer fibra. Si tienes entre cincuenta y sesenta años, debes de comer abundante fibra. Si no la encuentras en los vegetales, puedes encontrarla en la avena.

La avena cruda, la avena sin procesar y la avena sin azúcar, son una fuente de fibra a tomar en cuenta. Te van a ayudar muchísimo en tu digestión.

Las personas de entre cincuenta a más deben consumir cero por ciento de azúcar. Así es, como escuchaste, si estás entre esas edades, tu consumo de azúcar debe ser cero.

¿Por qué?

Porque justamente en la última etapa, en la última parte de la vida donde el cuerpo va a envejeciendo más, es muy importante que nosotros cuidemos ese envejecimiento.

CAPÍTULO 9: HAGAMOS UN RESUMEN

Si has leído hasta aquí, creo que ha llegado el momento de hacer un resumen, pues asumo que tú has comprendido que la mejor alimentación que un ser humano puede recibir son aquellas que se encuentran cerca de la naturaleza.

Vegetales frescos, frutas, carnes; pero siempre teniendo en cuenta el objetivo al que apuntas.

Cuando eres menor o tienes a alguien menor cerca o en casa, evita que este coma azúcar. Olvida en consentirlo con golosinas. Olvídate de eso. Cómprale un juguete o págale un curso de ajedrez o cualquiera que sea su afición preferida, pero jamás, ¡jamás!, le des azúcar.

No acostumbres a los niños ni a los adolescentes a comer azúcar, no los incentives a un mal que los seguirá de por vida.

Leche, huevos, los niños pueden comer y deben comer estos dos alimentos animales. Siempre bajo la supervisión de un médico experto o un nutricionista.

Si eres adolescente, yo sé que a ti te encanta comer comida chatarra. Yo lo sé. Y también sé que te preocupas por tu aspecto a esta edad. Así que presta a atención a tu alimentación.

Come carne, come proteínas, a comer pollo, a comer pescado. Busca sabores. Descubre sabores nuevos en platos saludables.

Bueno… disfruta de tu hamburguesa y tus papas fritas, pero intenta hacer deporte, trata de congeniar con algún deporte que sea de tu agrado.

No te preocupes en dietas si eres adolescente. Preocúpate en construir un estilo de vida que te reporte beneficios de verdad. Para ti, querido adolescente, las dietas son soluciones que no resuelven.

Ahora, de los veinte a los treinta años, vas a aumentar el consumo de proteínas. Necesitas construir más masa muscular.

Para esta edad, espero que ya hayas encontrado algún deporte que disfrutes y practiques con tus amigos, pero debes tener en cuenta que debes tener una alimentación saludable constante. Controlar lo que comes, la calidad de la comida que comes.

Cuando tienes entre veinte y treinta años, ya tienes un empleo, una agenda de vida. Así que, si comes fuera de casa, empieza a elegir los alimentos.

¿Cuáles alimentos?

Los de siempre: verduras y frutas frescas, carnes.

Pero si necesitas comer otro tipo de comida, busca siempre otra opción más saludable.

Busca siempre la receta que se hace de una manera fácil y saludable.

Si quieres seguir con una alimentación saludable es muy importante que siempre tengas vegetales guardados, cortaditos en un taper o en un frasco dentro de la nevera, listos para comer.

La alimentación saludable, al igual que la alimentación chatarra, se basan en tener los alimentos listos para comer.

Si en la alacena tienes chocolates y galletitas dulces, entonces es muy probable que comas chocolates y galletitas dulces.

Si no tienes galletitas dulces en la alacena, pero tienes frutas, ten por seguro que comerás esas frutas.

Por lo tanto, como acabas de leer, la selección de alimentos será crucial para poder conseguir bajar de peso. Eso marcará la diferencia para toda tu vida y para tus generaciones, para las generaciones que vienen.

Déjales este legado, déjales todo lo que has aprendido en este libro. Te aseguro que les cambiarás la vida para siempre, serán más felices. Es lo mejor que puedes hacer.

Ahora, cuando ya tienes treinta años a más, quizás ya tengas hijos. Es ahí donde descuidas tu alimentación, pues no tienes tiempo, tienes que laborar.

Pero tienes que prestar suma importancia a lo siguiente: tu alimentación basada en vegetales, frutas, proteínas y alimentos de color morado que poseen antioxidantes.

Recuerda que los alimentos de color morado van a ayudar a tu trabajo celular, van a mejorar el aspecto de tu piel, van a mejorar el aspecto de tu cuerpo, vas a perder peso naturalmente y además, te van a ayudar muchísimo en tu salud futura.

Es muy importante que recuerdes el valor de nutrientes que tienen los alimentos de color morado. No lo olvides.

Veamos ahora a aquellos que tienen entre los treinta y cuarenta años. En esta etapa debes seguir comiendo alimentos de color morado. En esta etapa de tu vida es más importante consumir antioxidantes, es muy importante que lo hagas. Tal vez antes de que estés en esta etapa, no hayas sido constante, pero es aquí donde debes de serlo.

Los alimentos ricos en antioxidantes son el agua de la vida eterna. No creas que miento que esto es algo mágico, no soy un exagerado. No es así. Esto es la verdad.

Aumenta la cantidad de proteína. Empieza a hacer ejercicios de fuerza. No pierdas tu masa muscular.

Si sientes que tus músculos están caídos y sientes que no tienes la misma fuerza, empieza a trabajar en ello, porque de esto va a determinar que tu futuro sea una peregrinación al hospital o que disfrutes de tu vida todos los días.

Cuarenta años, importante también: empieza a consumir tomate, con regularidad. Tres, cuatro veces por semana como mínimo.

Mujeres, comer tomate mejora el aspecto de la piel. Ustedes siempre han buscado, deseando tener una piel más hermosa, pues el tomate es la solución para ti.

Hombres, el tomate les ayudará a ustedes a mantener una próstata saludable.

El tomate es la clave a los cuarenta años.

A los cincuenta, sigue consumiendo alimentos morados en mayores cantidades, porque tienen antioxidantes.

Aumenta la cantidad de vegetales en tu alimentación.

Sigue comiendo carnes en las proporciones que ya sabes: las palmas de tus manos son todo lo que necesitas comer, cuando comas pescado, come la misma cantidad que el tamaño de tu mano abierta.

Las frutas, al igual que en los cuarenta, reduce la

cantidad de frutas altas en azúcar que consumes.

A los cincuenta años, es muy importante que hagas trabajos de fuerza. Debes trabajar tu musculatura, y esto, te llevará a consumir más proteínas y vegetales crudos.

Los vegetales crudos o los vegetales cocidos al vapor, o al microondas, son buenos consumirlos con un tiempo de cocción de dos minutos.

Sea que calientes los vegetales en un recipiente en el microondas o en una olla en tu cocina a gas (o cualquier otro tipo de cocina), el agua en el que están las verduras debe ser calentada por dos minutos. Está comprobado científicamente que de esta manera no destruirás los nutrientes que tienen las verduras y aprovecharás al máximo sus bondades. Tu cuerpo te lo agradecerá.

Vuelvo a recalcar que comer azúcar es dañino, no importa la edad que tengas. Es dañino el azúcar. Si quieres vivir más tiempo o quieres revertir cualquier posible reacción en tu organismo como el cáncer, deja de comer azúcar, sobre todo si tienes sesenta años a más.

Si tienes sesenta años y quieres revertir cualquier condición de salud, que no sea terminal o cancerígena, el cuerpo te da una oportunidad siempre, pero le tienes que dar tiempo y los alimentos necesarios.

Así que si no has empezado con una alimentación saludable, empieza de una vez por todas. No lo pienses mucho. Tu cuerpo te lo agradecerá.

CAPÍTULO 10: ¿ES POSIBLE CAMBIAR?

Cuando me encuentro con una persona que es mayor de edad, y me refiero a una persona de sesenta años, y me pregunta si es posible cambiar su estilo de vida y el estado actual de salud, mi respuesta es un rotundo SÍ.

Si no tienes enfermedades terminales o cancerígenas, sí puedes cambiar tu estilo de vida y encontrar un mejor beneficio y bienestar en cada uno de tus días.

Previamente a mis pacientes, antes de estudiar sus casos como nutricionista, les hago ciertas preguntas que básicamente tienen que ver con antecedentes clínicos. Así puedo darles una recomendación para que puedan empezar con sus dietas.

Cuando logro entender esos antecedentes clínicos y les receto su nueva alimentación, pasados unos meses, y si han sido perseverantes, mis pacientes me llaman para agradecerme por el cambio que he hecho en sus vidas. No sabes la felicidad que siento cada vez que sucede algo así.

Es algo inexplicable.

Pero mi trabajo también consta en ver su estado mental. Cómo es que ellos están viviendo sus vidas, con qué mentalidad y estado de ánimo. Eso es el otro cincuenta por ciento.

Sé que muchos colegas nutricionistas y médicos no le prestan atención al factor psicológico y mental. Es raro que un doctor recomiende a un paciente pasar terapia con un psicoanalista. Pero la realidad es que en este mundo un psicoanalista (psiquiatra o psicólogo) es la clave para poder seguir con nuestras vidas como alguna vez la conocimos antes del problema que estemos enfrentando.

A veces pienso que la visita a un psicoanalista en los momentos difíciles, es como hacer un REINICIO a mi mente, como una computadora cuando se satura de procesos que se ejecutan en las memorias RAM. Algo así es nuestra mente.

Por eso, si detecto eso en uno de mis pacientes, de inmediato les recomiendo ir a un psicoanalista para tratar esa enfermedad. La mente se siente lastimada y con ello yo no puedo avanzar con mi tratamiento. Es en vano seguir ayudando a alguien que no permite ser ayudado.

Todo el mundo debería ver a un psicoanalista no como un tipo que te volverá loco o dependiente a un fármaco. Ellos saben lo que hacen. Ellos siempre te pondrán a prueba a ti mismo y saldrás de aquella prisión impuesta por ti y que se encuentra en tu mente.

Mis colegas médicos y nutricionistas rara vez recomiendan la visita a un psicoanalista y no sé por qué. La mayoría de enfermedades en nuestro organismo y problemas se originan en nuestra mente. La mente debería ser considerada como un órgano más, como el hígado, el corazón, los pulmones. Sin embargo, hasta los mismos pacientes piensan que no es necesario, que si lo hacen los llamarán locos, pero créeme, sino haces algo al respecto con este problema, pronto, muy pronto tendrás algo grande que no podrás conseguir vencer fácilmente. Ojo con esto.

Tuve una paciente que padecía de ansiedad, y ella no

se había dado cuenta que la tenía. Y esta ansiedad estaba tan arraigada que no podía sacársela fácilmente.

Yo sabía que este caso era realmente especial, porque ayudar a alguien a perder un miedo invisible, y que tiene procrastinación, porque la ansiedad hace que procrastines por miedo a lo que te sucederá… Pero ella quería bajar de peso. Ella se había obsesionado con eso, pero no podía ayudarla porque la ansiedad la estaba consumiendo por dentro.

Sabía muy bien que examinarse a cada rato el cuerpo en cada una de mis consultas eran síntomas de ansiedad. Bien, le tomó un año superar la ansiedad. Se sometió a terapias con un psiquiatra. Pues se lo había recomendado.

Tenía miedo de que se volviera loca. Tenía su mente llena de pensamientos negativos. Así que decidí enviarla primero a solucionar este gran problema, que según ella, había postergado por varios años.

Los primeros meses serían cruciales para ella, pero culminados estos meses, le dije que viniera a visitarme. ¿Y qué crees? Tenía otra visión del mundo que nunca había tenido. Su ánimo estaba mil veces mejor que en aquella ocasión cuando la conocí por primera vez.

Fue ahí cuando decidí iniciar con mi tratamiento. Ella perdió peso muy rápido y su mente hacía que ella tuviera otra perspectiva de ella misma y del mundo que la rodeaba. Pese a las recaídas, ella continuó adelante, sin detenerse.

Lo demás fue una historia con final feliz. Y eso me hizo amar más mi trabajo.

Así que si padeces algo parecido o tienes mucha depresión, visita a un psicoanalista.

Tomar agua y examinar tus pensamientos, para mí son el cincuenta por ciento. El resto es solo rutina y fuerza de voluntad. Algo que tú mismo o tú misma debes desarrollar por tu cuenta.

Si una persona padece de sobrepeso, la salud emocional se ve afectada. No existen gorditos felices, eso es casi imposible, a menos que seas una celebridad como Johan Hill en *Wolf of Wall Street*, ya sabes el mejor amigo del protagonista (interpretado por Leonardo Di Caprio). Salvo esas excepciones, podrías ser feliz. Pero si mal no recuerdo, Johan Hill bajó de peso radicalmente; seguramente no se sentía feliz con su aspecto. Te lo garantizo.

Los gorditos comen por gula, eso no los hace felices. Ellos comen porque no saben cómo solucionar su peso y se encierran en su mundo de depresión. Algo que debes vencer, si quieres dar el primer paso para poder salir del agujero en el que estás metido.

Las personas con sobrepeso, cuando van a comprar ropa, sufren. Cuando se miran al espejo, sufren. Cuando se bañan se quitan la ropa, sufren. Incluso hay quienes evitan mirarse al espejo para no sufrir, pero es peor porque sufren más.

Entonces, es muy importante trabajar la inteligencia emocional para este caso.

Y no me importa si crees que soy repetitivo con lo que digo. Sabes que es verdad todo lo que estás leyendo o escuchando. Aunque me taches de aburrido, sabes que tengo toda la razón del mundo.

Tienes que aprender a ver tu cuerpo con otros ojos.

Tienes que aprender a ver cómo evitar auto destruir

tus planes por verte mejor. Y todo eso, básicamente, es tener un plan.

Tener un plan no es simplemente tener un plan de alimentación saludable. Es necesario, sí, pero que siempre, sí o sí, se debe apoyar en un cambio estructural de tu mente y de tus emociones, que son las que delimitan al momento de que elijas una botella de agua o una Coca-Cola.

CAPÍTULO 11: PREGUNTAS Y RESPUESTAS – SEGUNDA PARTE

1. Doctor, yo casi no como carnes rojas, solo blancas, ¿está bien?

Sí, está bien. Si antes me refería a carnes, me refería a todas las carnes del reino animal: pescados, aves, reses, etc.

Así que decides comer cualquier tipo de carne, está bien, pero recuerda que debes de comer tres veces a la semana carne como máximo.

Solo deben ser hasta tres veces como máximo, y cuando digo tres veces como máximo es que tienes que comer una vez en diferentes días.

Si puedes comer pescado el lunes, carne roja (como cerdo o res) el miércoles, y carne blanca (como pollo) el viernes, eso es correcto. Eso es lo ideal. Pero solo una vez por día. Esto quiere decir que de tus siete días a la semana solo deberás comer tres únicas veces carne: pescado el lunes en el almuerzo, carne de res el miércoles en el almuerzo, y carne de pollo el viernes también en el almuerzo. Una vez por día. No lo olvides.

2. Doctor, tengo cincuenta y cinco años, estoy haciendo la dieta cetogénica desde hace tres semanas, ¿cuántas veces debo consumir proteína al

día?

Bien. Les diré, a todos lo que están interesados en la dieta keto o cetogénica, cuánto de proteínas deben consumir (cuánta cantidad de carne roja, carne de pollo, etc.).

Bien, sobre la dieta cetogénica, que les explicaré cómo funciona más adelante, solo les diré que una de las bases de esta dieta y el gancho que tiene para atraer a miles de personas a aplicarla en su alimentación, es que justamente las personas pueden consumir grasas saludables y proteínas, todo lo que deseen hasta estar saciadas.

¿Cuánto de carne roja se come según la dieta cetogénica o keto?

Toda la que desees hasta estar saciado.

Uno, dos, tres cuatro trozos de bistec, uno, dos, tres kilos de carne, lo que desees, hasta estar saciado.

¿Cuánto de carne de pollo debo comer según la dieta cetogénica o keto?

Un pollo entero, hasta estar saciado.

¿Cuánto de grasas debo de comer según la dieta cetogénica o keto?

A mí me gusta decir grasas saludables, como por ejemplo los aguacates. Bien, mi respuesta es lo quieras.

La dieta keto te permite hacer todo eso, pero la dieta low carb no.

¿Por qué?

Porque la dieta keto o cetogénica utiliza esos alimentos para darle energía a tu cuerpo y compensar al déficit calórico que creaste al bajar la cantidad de carbohidratos.

Y además, crear un estado de cetosis, donde el cuerpo

quema grasa desesperadamente y utiliza la grasa para quemar más grasa.

Eso es un proceso que hace tu cuerpo y es en lo que se basa la dieta cetogénica.

Así que si estás aplicando la dieta cetogénica, sé constante. Continúa con ella.

Con la dieta cetogénica tú puedes comer la cantidad de grasas y proteínas que tú desees.

3. Doctor, ¿qué puedo comer si mi médico de cabecera me prohibió comer toda verdura cruda y frutas ácidas por tener gastritis nerviosa e intestino inflamable? Tengo cuarenta y seis años y no sé qué comer.

Esta es una pregunta muy particular. Si tú ya consultaste con tu médico de cabecera y te prohibió comer dichas frutas y verdura cruda, entonces, imagino que tu médico te dijo que sí debes de comer esos alimentos. No creo que un médico te prohíba comer esos alimentos tan ricos y nutricionales.

Pero si ese fuera el caso, no te preocupes. Si te dijo que no puedes comer verdura cruda, entonces tienes que comer verdura cocida.

Bien, gastritis nerviosa e intestino inflamable, te diré que básicamente es efecto del estrés.

Y es uno de los temas que más a menudo trato con mis pacientes.

El estrés y los problemas psicológicos afectan lo que nos rodea, incluso a nuestro organismo.

Si te pasa eso, sigue con los consejos de tu doctor, y busca ayuda psico-emocional que te permita vencer el estrés.

Yo sufrí ataques de pánico y sé perfectamente de lo que hablo, lo sufrí en carne propia durante muchísimos años, pero gracias a Dios he aprendido que la solución está en buscar ayuda profesional, un psicoanalista.

Resolver los problemas, cualquier tipo de problema que una persona tenga, siempre tiene que ser consensuado con tu interior.

Es decir, si la solución viene de afuera, si algún nutricionista te receta una dieta según su diagnóstico, o si un psicoanalista te dice qué pensar y qué no pensar, entonces difícilmente será una solución que dure a lo largo del tiempo.

Las soluciones vienen desde adentro hacia afuera.

Tener un guía, sea el que sea, está bien, pero si no te descubres, si no descubres la solución por ti mismo, entonces ese es un gran problema a resolver.

Tienes que poner de tu parte e interiorizar para encontrar la solución. La ayuda profesional tanto para tu cuerpo y para tu mente está bien, pero depender de ellos para siempre es algo con lo que tú tienes que lidiar. Lucha contigo mismo y saca la luz para seguir adelante.

4. Doctor, tengo cincuenta y cuatro años. Comencé la dieta keto hace unos días y le comento que es muy, muy difícil para mí eliminar el vicio de los dulces. Ojalá encuentre ánimo con alguno de sus consejos.

Este paciente dijo que los dulces son un vicio y no se equivocó.

Nuestro cuerpo no necesita dulces. Tus deseos

mentales sí.

Ningún nutricionista ni ninguna clínica para bajar de peso te dirán o hablarán respecto al vicio por los dulces.

Hay profesionales especializados en nutrición que no tocan el tema de la salud emocional y de cómo nuestras emociones y nuestros pensamientos afectan directamente nuestro peso corporal, no por magia, sino por el tipo de alimentos que escogemos, comemos y nos hacen daño a propósito.

Empiezas un par de días la dieta, y en otro par de días quiebras, destruyes tu dieta.

El proceso tras destruir el proceso de tu dieta es el siguiente: comes nuevamente alimentos chatarra, te preocupas, vuelves a comer chatarra, te preocupas... y así. Un círculo vicioso sin fin del que no puedes salir y progresar.

Te sientes culpable y te haces daño pensando que eres un tonto y un inútil. Te preguntas qué harás ahora que no pudiste continuar con tu dieta. Bien es algo muy triste caer en este círculo vicioso.

Hasta que no te hagas cargo, cambiando el rumbo a aquel círculo vicioso que te traerá como consecuencia engordar, entonces no verás un progreso en tu éxito por bajar de peso.

La mala selección de los alimentos es consecuencia de un problema mental.

Así que siempre recomiendo a mis pacientes que destinen tiempo para realizar ejercicios. Si me dices que no tienes cinco minutos al día para hacer ejercicios es porque te gusta mentirte a ti mismo y jamás podrás superar esto.

¿Por qué?

Porque las rutinas de vida se introducen de a poco. Los procesos cerebrales son aprendidos muy lentamente, a lo largo del tiempo. No se pueden cambiar de la noche a la mañana.

Por eso, primero, compromiso; segundo, compromiso; y tercero, compromiso.

Pero ¿qué es el compromiso?

Fallaste, pero lo volviste a intentar. Te equivocaste, seguiste intentando. Lo intentas hasta que puedas lograrlo. Hasta que puedas insertar en tu mente la perseverancia. La perseverancia es la clave de todas las cosas. No importan los problemas o la situación en la que te encuentres. La perseverancia es la clave del éxito. Es descubrir qué tan lejos puedes llegar. Al final del camino te descubrirás amándote a ti mismo y querrás superarte aún más.

Recuerda: cuando caes, cuando fallas, y aun así perseveras, es una oportunidad para hacerte más fuerte. Si crees que lo que digo es cierto, entonces te felicito. Eres increíble.

5. Doctor, como demasiado porque tengo ansiedad y pánico ¿qué puedo hacer?

Ve a un psicoanalista. Ya sé, te aburro con esto. Era muy obvia mi respuesta Lo sé. Ve a un psicoanalista si sientes o ves que no puedes superarlo.

Si sientes o ves que no es muy grave y tienes la intención de superar la ansiedad, intenta concentrarte en vivir el presente.

Así es. Básicamente la ansiedad es una sobrecarga

mental. Es pensar demasiado en lo que pasó y no tiene solución o en lo que pasará en el futuro y no tienes control.

Pensar en lo que no se tiene control, es decir, pensar en el futuro, en lo que puede llegar a suceder o en lo que te va a suceder, crea una inseguridad muy grande. Porque, además, en lo general, una persona con ansiedad piensa cosas malas de lo que va a suceder.

Es muy difícil luchar contra eso.

Yo te puedo recomendar emplear dos técnicas fantásticas que yo mismo puse en práctica y que me sirvieron muchísimo, si este es tu caso; pero te recomiendo que busques muchas técnicas. No te quedes con estas dos.

Vas a tener que buscar mucho, porque cada mente es un universo diferente. Nadie ve la vida de la misma manera que tú.

Nadie tiene un punto de vista igual que otro. Por más que dos individuos miren un objeto, cada uno tiene su punto de vista diferente.

La técnica número uno es la respiración.

¿De qué forma aplico la respiración?

Vas a respirar por la nariz y vas a contar uno, dos, tres, lo que aguantes. Supongamos que respiraste y aguantaste por cuatro segundos. Vas a aguantar ese aire en tus pulmones hasta contar seis y vas a exhalarlo contando hasta ocho.

Eso lo vas a repetir y ahora el tiempo que respirarás por la nariz será mucho mayor, porque los pulmones no estarán tan comprimidos, vas a tener más capacidad para alojar aire en tus pulmones.

Es muy necesario que te concentres en la cantidad de segundos que te mantienes respirando. Esto hará que tengas contacto con el presente.

Esto lo puedes aplicar para cualquier tipo de ataque de ansiedad, incluso para los ataques de ansiedad de comida, esa clase de ansiedad que nos hace comer de gula y de esta forma empezamos a engordar.

Cuando te concentras en contar los números al realizar esta técnica, te darás cuenta que harás contacto con la realidad, y todo lo que pensabas no es cierto, que solo era tu imaginación.

Esta condición o enfermedad mental, hace que te imagines situaciones y eso es lo que te lleva a la ansiedad.

La segunda técnica que me sirvió mucho, es una técnica muy simple.

Es llevar todo aquello que te acongoja y te pone triste a la máxima expresión, a lo peor.

¿Qué es lo peor que me podría suceder?

Esa pregunta es la que debes pensar. Una vez que sabes qué es lo peor que podría sucederte, piensa cómo saldrías.

En ese momento te darás cuenta de que tu instinto de supervivencia sigue intacto.

Pero además, te darás cuenta de que tienes otra vía de escape.

Lo más importante es tomar conciencia con el presente. Eso es lo que realmente importa al final. No divagar. No divagues a la deriva en el pasado o en el futuro.

Recuerda que puedes emplear estas técnicas para cuando tengas sobrepeso emocional. El sobrepeso emocional se debe a la ansiedad por comer.

6. Doctor, ¿hasta qué edad está permitida la dieta keto?

Bien. Primero debo aclarar que los niños no tienen que hacer esta dieta. Tampoco la recomendaría para adolescentes.

Desde que uno es adolescente es necesario tener un plan de vida y un plan alimenticio saludable. Ser constante siempre.

7. Doctor, si tengo dieciocho años, entonces, ¿puedo hacer una dieta?

Recuerda que las dietas son una solución provisoria. No son un estilo de vida.

Si tienes sobrepeso, olvídate que las dietas serán para el resto de tu vida. No. Las dietas son soluciones provisorias.

Si tienes sobrepeso, no necesitas soluciones provisorias.

Lo que necesitas es cambiar tu estilo de vida, completamente.

Aprender a comer. Saber qué es lo que estás comiendo, aprender a relacionarte con tu cuerpo, hacer ejercicio. Como hemos visto en las páginas anteriores.

Es muy, pero muy importante el cambio de vida.

¿Cómo consigo el cambio de vida?

El cambio de vida se consigue obteniendo la información correcta. Este libro la contiene.

La alimentación saludable es una decisión para el resto de tu vida. No es una decisión en la que rompes la dieta o el tipo de alimentación saludable que tú o tu médico hayan determinado para bajar de peso a corto plazo. No.

La alimentación saludable es un plan de vida. Es para siempre.

Cuando uno empieza este largo y difícil camino que es la alimentación saludable, se va a equivocar muchas veces, no va a perder peso inmediatamente, se frustrará, querrá abandonar en infinidad de ocasiones, va a comer de más. Sí, así es.

Lo importante es continuar.

Lo importante es continuar el plan, porque si perseveras continuamente, llega el momento en que te darás cuenta de que has llegado al objetivo.

Consigues el objetivo, porque a pesar de las dificultades y los obstáculos, inconscientemente, al superar todo eso, estamos perfeccionando una técnica. Es por eso la importancia de la perseverancia.

La perseverancia no es útil solo para bajar de peso. No. Lo es para cualquier suceso o momento de nuestra vida. Y si tú no perseveras, entonces fracasarás, te deprimirás y abandonarás todo. Y créeme que eso duele muchísimo, pues sea cual sea el progreso que hayas obtenido, rendirte así de fácil duele muchísimo.

La perseverancia es una técnica, un arma para tu vida. Cuando la logras mejorar y la pones en práctica en los momentos adversos, eso se llama experiencia.

CAPÍTULO 12: DIETA CETOGÉNICA O DIETA KETO

Lo prometido es deuda. A pesar de que no me explayaré mucho en este libro sobre la dieta keto en este capítulo, puesto que para ello es necesario un libro aparte. Cosa que haré en algún momento y te lo haré saber por email, al final del libro hay una invitación especial para ti y una sorpresa. Espero puedas unirte a mi lista de lectores para seguir en contacto y poder ayudarte en tu meta de bajar de peso. Créeme que para mí es un placer ayudarte, porque amo lo que hago. Amo mi trabajo. Y amo verte feliz con tu cuerpo y mente.

Con esta dieta tú podrás bajar ocho kilogramos en quince días. Te lo garantizo.

Bien.

¿Qué es la dieta cetogénica o dieta keto?

La dieta keto es una dieta baja en carbohidratos que, como dije, transforma tu cuerpo en una máquina de quemar grasa.

¿Y por qué sucede esto?

Esto sucede cuando tu cerebro detecta una disminución en la cantidad de carbohidratos que consumes a diario, entonces tu cerebro le envía una señal a tus células para que eliminen todas las reservas, y estas reservas son las grasas.

Por eso, uno de los grandes beneficios que tiene esta dieta cetogénica es reducir la cantidad de grasa corporal y por ende, reducir el peso corporal.

Ahora, pasemos a la lista de alimentos permitidos, los alimentos que están en el medio de ambos y que debes consumir con moderación, y los alimentos no permitidos por este tipo de dieta.

Veamos, comencemos con los alimentos permitidos por la dieta keto.

Como te comenté al principio, lo importante es consumir la menor cantidad de carbohidratos y azúcar. No olvides eso, por favor.

Lista de alimentos permitidos:

-Grasas Naturales: mantequilla, aceite de oliva, etc. (Nivel de carbohidratos: 0, por cada cien gramos).

-Pescados y mariscos (Nivel de carbohidratos: 0 por cada cien gramos).

-Fiambres (nivel de carbohidratos: 2, por cada cien gramos).

-Aceitunas (nivel de carbohidratos: 3, por cada cien gramos).

-Pecanas (nivel de carbohidratos: 4, por cada cien gramos).

-Macadamias (nivel de carbohidratos: 5, por cada cien gramos).

-Queso (nivel de carbohidratos: 1, por cada cien gramos).

-Huevos (nivel de carbohidratos: 1, por cada cien gramos).

-Carne de cualquier animal (nivel de carbohidratos: 0, por cada cien gramos).

-Todas las verduras que crezcan de la superficie de la tierra (nivel de carbohidratos: entre 1 y 5, por cada cien gramos).

-Melón (nivel de carbohidratos: 7, por cada cien gramos).

-Coco (nivel de carbohidratos: 6, por cada cien gramos).

-Limón (nivel de carbohidratos: 6, por cada cien gramos).

-Ciruela (nivel de carbohidratos: 7, por cada cien gramos).

-Durazno (nivel de carbohidratos: 8, por cada cien gramos).

-Clementina (nivel de carbohidratos: 10, por cada cien gramos).

-Naranja (nivel de carbohidratos: 10, por cada cien gramos).

-Cerezas (nivel de carbohidratos: 10, por cada cien gramos).

-Sandía (nivel de carbohidratos: 10, por cada cien gramos).

-Piña (nivel de carbohidratos: 12, por cada cien gramos).

-Mango (nivel de carbohidratos: 13, por cada cien gramos).

-Kiwi (nivel de carbohidratos: 12, por cada cien gramos).

-Pera (nivel de carbohidratos: 12, por cada cien gramos).

-Manzana (nivel de carbohidratos: 12, por cada cien gramos).

-Uvas (nivel de carbohidratos: 16, por cada cien gramos).

-Plátano (nivel de carbohidratos: 20, por cada cien gramos).

-Espinacas (nivel de carbohidratos: 1, por cada cien gramos).

-Aguacate (nivel de carbohidratos: 2, por cada cien gramos).

-Lechuga (nivel de carbohidratos: 2, por cada cien gramos).

-Espárragos (nivel de carbohidratos: 2, por cada cien gramos).

-Aceitunas (nivel de carbohidratos: 3, por cada cien gramos).

-Tomate (nivel de carbohidratos: 3, por cada cien gramos).

-Berenjena (nivel de carbohidratos: 3, por cada cien gramos).

-Pepino (nivel de carbohidratos: 3, por cada cien gramos).

-Calabacín (nivel de carbohidratos: 3, por cada cien gramos).

-Repollo (nivel de carbohidratos: 3, por cada cien gramos).

-Coliflor (nivel de carbohidratos: 4, por cada cien gramos).

-Brócoli (nivel de carbohidratos: 4, por cada cien gramos).

-Col rizada (nivel de carbohidratos: 4, por cada cien gramos).

-Pimiento verde, rojo y amarillo (nivel de carbohidratos: 3, 4 y 5, respectivamente, por cada cien gramos).

-Ejotes (nivel de carbohidratos: 5, por cada cien gramos).

-Coles de Bruselas (nivel de carbohidratos: 5, por cada cien gramos).

Lista de alimentos no permitidos:

-Chocolates (nivel de carbohidratos: 56, por cada cien gramos).

-Galletas (nivel de carbohidratos: 58, por cada cien gramos).

-Pan (nivel de carbohidratos: 46, por cada cien gramos).

-Pasta cocida (nivel de carbohidratos: 29, por cada cien gramos).

-Arroz cocido (nivel de carbohidratos: 69, por cada cien gramos).

Alimentos intermedios que debes comer con moderación:

-Zanahoria (nivel de carbohidratos: 7, por cada cien gramos).

-Cebolla (nivel de carbohidratos: 7, por cada cien gramos).

-Remolacha (nivel de carbohidratos: 7, por cada cien gramos).

-Chirivía (nivel de carbohidratos: 13, por cada cien gramos).

-Colinabo (nivel de carbohidratos: 7, por cada cien gramos).

-Papa o patatas (nivel de carbohidratos: 15, por cada cien gramos).

-Apio (nivel de carbohidratos: 7, por cada cien gramos).

-Nabo (nivel de carbohidratos: 7, por cada cien gramos).

-Camote (nivel de carbohidratos: 17, por cada cien gramos).

-Arvejas (nivel de carbohidratos: 9, por cada cien gramos).

-Lentejas (nivel de carbohidratos: 12, por cada cien gramos).

-Frijoles cocidos en lata (nivel de carbohidratos: 16, por cada cien gramos).

-Maíz (nivel de carbohidratos: 15, por cada cien gramos).

-Quinua (nivel de carbohidratos: 18, por cada cien gramos).

-Avellanas (nivel de carbohidratos: 7, por cada cien gramos).

-Nueces (nivel de carbohidratos: 7, por cada cien gramos).

-Almendras (nivel de carbohidratos: 10, por cada cien gramos).

-Maní (nivel de carbohidratos: 7, por cada cien gramos).

-Piñones (nivel de carbohidratos: 9, por cada cien gramos).

Como puedes ver, lo números que representan los niveles de carbohidratos, es lo que equivalen a cada cien gramos de todos los alimentos que he listado.

Con esto ya sabes qué debes comer. Mientras más

elevados sean los niveles de carbohidratos que consumas, menos probabilidades tendrás de que tu cuerpo elimine la grasa.

Ahora, mientras menos sean los niveles de carbohidratos que consumas, tú obtendrás un mejor estado de cetosis garantizado.

En una dieta cetogénica, no puedes comer alimentos a base de azúcar, harinas o almidón como las pastas, el arroz, el azúcar y las papas.

Lo primero que debes tener en cuenta que para entrar en un estado de cetosis, moderada, tendrás que reducir el consumo de carbohidratos a cincuenta gramos netos al día.

Para una dieta keto más drástica, deberás reducir el consumo de carbohidratos a veinte gramos netos por día.

En ambos casos, el consumo de azúcar siempre tiene que ser CERO.

Parece increíble la cantidad de alimentos que se pueden comer de las listas previamente mencionadas, que básicamente son las más saludables, y lo poco que son los alimentos altos en carbohidratos, pero aun así, miles de personas prefieren alimentarse con esa lista prohibida por la dieta keto.

Es realmente lamentable. De verdad.

Por eso, todos mis pacientes que hablan de la dieta keto no solo hablan del balance al momento de alimentarse, sino que también ellos hablan de la calidad de alimentos que consumen. Y esto último es lo que realmente importa y que hace efectiva a la dieta keto.

Bien. Antes de pasar a las bebidas que puedes consumir al comenzar la dieta cetogénica, me gustaría hacerles mención sobre los productos esenciales keto.

Bien, he escuchado mucho sobre estos productos keto y déjame decirte que son una farsa. Son una estafa.

Tú no necesitas comprar ningún producto ni ningún remedio. No necesitas comprar ningún alimento *especial* para hacer una dieta cetogénica.

Lo único que debes consumir o no consumir son los alimentos que acabo de listar allá arriba. Lo demás que te ofrezca una tienda que venda estos productos milagrosos es una estafa. Además de eso, pueden dañar tu salud de gravedad.

Así que no te dejes engañar por esos falsos profetas de productos dietéticos que de verdad, no funcionan.

Si has entendido esto, entonces empecemos con la lista de bebidas que puedes y debes consumir en tu dieta keto.

<u>LISTA DE BEBIDAS</u>

Tanto en una dieta cetogénica, como en cualquier otro plan alimenticio, lo más importante es tomar agua.

Pero también puedes tomar té, café, mate, hierba luisa, manzanilla, todos sin azúcar. Y nunca, pero nunca, utilices edulcorantes.

Algo que debes de tener en cuenta, también, es saber cuánta es la cantidad de leche que consumes cada día.

Recuerda que la leche tiene carbohidratos y en una dieta cetogénica los carbohidratos que debes consumir al día están contados con los dedos de una mano.

También puedes darte el placer de tomarte las siguientes bebidas para brindar en una reunión.

*Bebidas que puedes tomar lo que quieras:

-Champán (nivel de carbohidratos: 1, por cada 100

mililitros).

-Vino tinto (nivel de carbohidratos: 2, por cada 100 mililitros).

-Vino blanco (nivel de carbohidratos: 2, por cada 100 mililitros).

-Agua con limón (nivel de carbohidratos: 0, por cada 100 mililitros).

-Café sin azúcar (nivel de carbohidratos: 0, por cada 100 mililitros).

-Refresco dietético, por ejemplo: Diet Cola (nivel de carbohidratos: 0, por cada 100 mililitros).

-Whisky (nivel de carbohidratos: 0, por cada 100 mililitros).

-Coñac (nivel de carbohidratos: 0, por cada 100 mililitros).

-Martini (nivel de carbohidratos: 0, por cada 100 mililitros).

*Bebidas intermedias que puedes tomar, pero con moderación:

-Leche (nivel de carbohidratos: 11, por cada 240 mililitros).

-Agua de coco (nivel de carbohidratos: 9, por cada 240 mililitros).

-Jugo de verduras (nivel de carbohidratos: 11, por cada 240 mililitros).

-Leche de soja o soya (nivel de carbohidratos: 12, por cada 240 mililitros).

-Café con leche sin azúcar (nivel de carbohidratos: 15, por cada 350 mililitros).

-Margarita o mojito (nivel de carbohidratos: 8, por

cada 200 mililitros).

-Bloody Mary (nivel de carbohidratos: 7, por cada 220 mililitros).

*Bebidas que no debes tomar en la dieta keto:

-Jugo de naranja (nivel de carbohidratos: 26, por cada 240 mililitros).

-Refresco, por ejemplo: Coca-Cola (nivel de carbohidratos: 39, por cada 350 mililitros).

-Cerveza (nivel de carbohidratos: 13, por cada 350 mililitros).

-Bebida energizante, por ejemplo: Red Bull (nivel de carbohidratos: 28, por cada 250 mililitros).

-Batido (nivel de carbohidratos: 36, por cada 240 mililitros).

-Cosmopolitan (nivel de carbohidratos: 13, por cada 240 mililitros).

-Gin-tonic (nivel de carbohidratos: 16, por cada 240 mililitros).

-Cuba Libre (nivel de carbohidratos: 38, por cada 250 mililitros).

-Vodka con jugo de naranja (nivel de carbohidratos: 28, por cada 250 mililitros).

Bien, ya sabes lo que debes y no debes de beber y comer al aplicar la dieta cetogénica en tu cuerpo, sé que serás más responsable con tu cuerpo, con tu salud.

Recuerda estos datos y cifras al momento de comer y beber:

-En una dieta cetogénica, no puedes comer alimentos a base de azúcar, harinas o almidón como las pastas, el arroz, el azúcar y las papas.

-Lo primero que debes tener en cuenta que para entrar en un estado de cetosis, moderada, tendrás que reducir el consumo de carbohidratos a cincuenta gramos netos al día.

-Para una dieta keto más drástica, deberás reducir el consumo de carbohidratos a veinte gramos netos por día.

-En ambos casos, el consumo de azúcar siempre tiene que ser CERO.

CAPÍTULO 13:
BENEFICIOS DE LA
DIETA KETO

El beneficio más importante y el que estás buscando es la pérdida de peso. Pero además, reducirás tu grasa corporal en tiempo record.

Los científicos han comprobado que en comparación con otras dietas, las dietas que reducen los carbohidratos y azúcares tienen, como la dieta keto, una efectividad cinco veces mayor en comparación a las otras que no controlan el consumo de carbohidratos y azúcares.

Otro de los beneficios que tiene la dieta keto es el control del apetito.

Cuando tu cuerpo quema grasa constantemente, y tiene la orden del cerebro para hacerlo, las células de tu cuerpo tienen que recurrir a las reservas que son las grasas.

Esto quiere decir que vas a tener menos ataques de ansiedad. El número de veces en que comerás bajo el influjo de la ansiedad será menor aplicando esta dieta.

Eliminarás esa ansiedad de querer comer pan, chocolates, galletas, etc.

Esto se reduce después entre tres días a una semana de seguir constantemente con la dieta keto y no parar. Y eso es lo importante y más beneficioso para ti.

Tú controlarás, evaluarás y comerás sabiendo qué es saludable y qué no. Eso es lo más importante para ti.

No sentirás más deseos de comer ni dulces ni

carbohidratos.

<u>OTROS BENEFICIOS DE LA DIETA KETO</u>
-Disminución de la presión sanguínea.
-Disminución de las migrañas.
-Mejora del rendimiento físico.

Ahora veamos los efectos secundarios de la dieta keto.

CAPÍTULO 14: EFECTOS SECUNDARIOS DE LA DIETA KETO

Algunos de los efectos secundarios de la dieta keto son los siguientes:

-Dolores de cabeza

-Mareos

-Náuseas

-Estreñimiento

-Mal aliento

-Palpitaciones

Todos estos efectos secundarios se producen básicamente porque reduces la cantidad de carbohidratos y azúcares, pues era algo a lo que no estabas acostumbrado a hacer, y lo cambias por proteínas y grasas saludables.

Para evitar estos síntomas lo mejor es hacer un cambio gradual en tu plan de alimentación, en vez de reducir tu plan de un día para el otro, la cantidad de carbohidratos a veinte por día, los vas a reducir gradualmente para evitar estos efectos secundarios y que normalmente y sin tomar mayores medidas, pasan entre dos o tres días de comenzar con la dieta cetogénica.

Recuerda mantener el control, los efectos secundarios son normales. No debes de preocuparte si aparecen. Tú tienes que entender que tu cambio está empezando y que de a pocos estarás mucho mejor.

La quema de grasa comenzará muy pronto en tu cuerpo por lo que te recomiendo que continúes a pesar de que estos síntomas aparezcan y te sean realmente desagradables. No estás enfermo, es que tú estás empezando a cambiar las reglas, por tu bien, dentro de tu organismo. Así que ánimo. ¡Tú puedes!

CAPÍTULO 15: CÓMO SABER QUE ESTÁS EN CETOSIS

¿Cómo sabes que estás en estado de cetosis?

Estás en estado de cetosis cuando presentas los siguientes síntomas:

1. Boca seca o aumento de sed: esto es algo muy normal. Así que para este síntoma es importante que te hidrates sin cesar, constantemente, para que empiece a limpiar, porque tu cuerpo está empezando a consumir todas las toxinas que tenía dentro y este proceso físico necesita de agua para purificar y limpiar.

2. Orinar demasiadas veces al día: esto se debe no solo a un aumento en el consumo de agua de tu cuerpo por saciar tu sed, pero aunque no tomes más cantidad de agua y te mantengas con la misma cantidad de agua que tomabas antes, vas a darte cuenta del aumento en la cantidad de veces que vas al baño a orinar. Esto es normal, ya que tu cuerpo empieza a eliminar impurezas a través de la orina.

3. Mal aliento: este tal vez es el síntoma más molesto y extraño luego de los dos o tres días de iniciada tu dieta keto. Esto se debe a la reducción de carbohidratos y azúcares que comes en esos primeros días. No es nada de otro mundo. Este síntoma pasa normalmente después de tres o cinco días. Pero si no lo soportas, siempre lávate los dientes o come una pastilla para el mal aliento. No te preocupes, este síntoma es normal.

4. Falta de apetito: este síntoma es el que tanto esperan mis pacientes a menudo, porque es aquí cuando ellos ya dominan y califican lo que comen. Es el síntoma que más amo escuchar cuando mis pacientes me comentan que lo están experimentando. Eso quiere decir que estoy haciendo un buen trabajo. Este síntoma, no significa que no vas a comer. No. Significa que vas a comer, pero menos. ¡Y eso es magnífico! ¿Por qué? Porque tus células aprendieron a encontrar el alimento que necesitan dentro de tu cuerpo y no esperar a que lo ingieras por la boca.

Ahora, te recuerdo que todo cambio que hagas en tu plan alimenticio, debes de consultarlo siempre con tu médico o nutricionista. No te dejes guiar por información de internet. No. Ve con un especialista para orientarte. Este libro también te orienta, pero yo no conozco tu cuerpo a la perfección, así que mi recomendación como nutricionista es que vayas y consultes con un buen profesional del tema. Sé que es lo más recomendable para ti.

Ahora veamos la otra dieta que te prometí: la dieta low carb!

Te veo en el siguiente capítulo.

CAPÍTULO 16: LA DIETA LOW CARB

La dieta low carb sigue los principios de la dieta keto, que son una línea de dietas que apareció hace mucho tiempo atrás.

La dieta low carb, lo que hace es mantenerte restringido de carbohidratos y azúcares, pero con una cierta holgura, esto quiere decir que no perderás el gusto por los carbohidratos.

Te doy un ejemplo: una o dos rodajas de pan en la mañana, aquellos que amen comer pan, lo van a apreciar, y también mantienen la dieta a lo largo de la semana. Aquellos que aman comer harina, fideos, pastas ¿pueden comerlas en esta dieta?, claro que sí, pero no en exceso.

En una dieta keto tú no podrás disfrutar de comer pastas nunca.

Con la dieta low carb podrás disfrutar de las papas.

¿Por qué podrás disfrutar de comer carbohidratos con esta dieta?

Porque en una dieta low carb, en lugar de consumir veinte gramos de carbohidratos por día, pasas a consumir entre veinte y cincuenta gramos de carbohidratos al día.

Lo dicho anteriormente es una versión low carb, moderada, que te va a permitir comer otro tipo de alimentos, solo un poquito, tales como:

-Arroz

-Papa

-Zanahoria

-Tomate

-De todos esos vegetales que tienen niveles de carbohidratos un poquito más elevados.

-Harinas integrales, en una medida moderada, en raciones bien reducidas.

Pero ahora, esto no es una excusa para que tú comas panes en cantidades exorbitantes, solo porque la dieta low carb lo permite, jamás podrás adelgazar entonces.

¿Por qué?

La dieta keto y la dieta low carb funcionan de la misma manera.

Pero cuando los carbohidratos son consumidos en cantidades exorbitantes, son procesados inmediatamente. Pasan rápido de la sangre al almacenamiento de tu cuerpo.

¿Y qué provoca esto?

Esto provoca que el estómago esté vacío y tenga hambre de nuevo.

Entonces terminamos comiendo demasiado y almacenando demasiado.

No sentimos que comemos en todo el día, es lo que dicen la mayoría de personas que rompen la dieta keto y comen más allá de los veinte y cincuenta carbohidratos por día.

Comer más allá de lo permitido, porque esta dieta lo permite, es algo mortal. Porque el pan, es uno de los peores alimentos, es uno de los más vacíos en nutrientes y de los alimentos que más engordan.

Por eso es importante definir un tipo de dieta y de plan alimenticio.

Yo no digo que la dieta keto sea mejor, peor o más nocivo que la dieta low carb o viceversa. No.

Tengo una especie de aprensión con algunos tipos de alimentación, sobre todo con aquellas que son muy restrictivas.

Es por ello, que soy partidario de la dieta low carb, porque es una dieta que te permite comer esos gustitos, siempre y cuando se mantenga el consumo de veinte a cincuenta gramos de carbohidratos por día.

Que intentes no comer muchos carbohidratos en un día. Que te retes, por ejemplo, a no comer el pan en el desayuno o la avena y reemplazarlos con fruta o huevos. Que consumas por unos días alimentos de hojas verdes en el desayuno que contengan mucha proteína, esto te servirá para darle un avance a tu pérdida de peso.

Después de cambiar un día los carbohidratos que querías comer como el pan, aquel día en el que querías darte un gustito, y vuelves a tu dieta low carb respetando los límites permitidos de carbohidratos por día, estarás avanzando en tu objetivo por bajar de peso.

Es importante que trates de variar y respetar el margen de carbohidratos. No lo olvides.

Puedes disfrutar de la dieta low carb con otro tipo de alimentos, pero, ¿cuál es la diferencia con la dieta keto?

En la dieta low carb, tú no te vas a alimentar con esa cantidad de grasas que comes en la dieta keto, por lo tanto, no vas a poder comer las cosas fritas, las comidas con aceite. No vas a poder comer los embutidos, los jamones, el salame, entre otras carnes procesadas.

Con la dieta low carb deberás controlar tu consumo de quesos, porque en esta dieta, también controlas la cantidad de grasas que comes.

En la dieta low carb, reduces la cantidad de

carbohidratos, eliminas casi por completo la cantidad de azúcares, porque te mantienes comiendo frutas que en la dieta keto no vas a poder comer, pero también reduces la cantidad de grasa.

Por lo tanto, todos los quesos que puedes comer con la dieta keto, en la dieta low carb no los podrás comer.

Tampoco podrás comer los embutidos y carnes procesadas y curtidas, cosa que con la dieta keto sí, sí puedes comer todos estos alimentos mencionados.

Todos aquellos alimentos que excedan en grasa, ya sea grasa vegetal o animal se pueden comer en la dieta keto, por ejemplo los aguacates, pollo frito o asado; pero en la dieta low carb no se pueden comer.

¿Por qué?

Porque la dieta low carb te permite comer una cantidad de carbohidratos entre veinte y cincuenta gramos de carbohidratos diarios, pero no te permite alimentarte de grasas.

La dieta low carb no te permite que las calorías provengan en un setenta y cinco por ciento de grasas y proteínas.

Para que tengas una idea más clara, en porcentajes, puedes revisar la lista de alimentos en la dieta keto para que puedas tener en cuenta qué alimentos (en gramos o mililitros) puedes comer al día según el margen permitido por la dieta low carb.

NOTA: La dieta low carb, te permite comer entre veinte y cincuenta gramos de carbohidratos al día. Esto mantiene una proporción entre cuatro y el diez por ciento de las energías diarias, provenientes de los carbohidratos.

Así que con la dieta low carb, deberás consumir entre

veinte y cincuenta gramos diarios, pero no son cualquier tipo de carbohidratos.

Si vas a utilizar la dieta low carb, intenta comer los carbohidratos que alimentan, aquellos carbohidratos llenos de nutrientes.

¿Cuáles son los carbohidratos llenos de nutrientes?

Básicamente son aquellos que están presentes en los vegetales. Por otro lado, prefiero que comas papa, camotes o patatas a que comas harinas blancas, procesadas.

Si vas a elegir entre una harina blanca y una harina que no es refinada, no procesada, como la harina de salvado, o harina integral que son naturales, elige la harina natural de salvado o la integral, obviamente.

En vez de comer azúcares procesados como las golosinas que aman los niños en casa, intenta comer las frutas. Reemplaza los dulces y golosinas por fruta.

Si vas a usar la dieta low carb, entonces pon en la nevera y en la alacena fruta. Esto me asegurará de que comerás sano siempre.

Comprendido este punto, pasemos ahora con otras diferencias básicas entre la dieta keto y la dieta low carb. Esto es algo que es necesario diferenciar, pues necesito que al final de todo esto, tú puedas escoger con cuál de las dos dietas te quedarás.

CAPÍTULO 17: DIETA KETO VS DIETA LOW CARB

Diferencias básicas entre la dieta keto y la dieta low carb:

<u>Dieta keto</u>
-Consumir diariamente veinte gramos de carbohidratos diarios, como máximo.

-Está basada en su mayoría en vegetales, en hojas verdes, un poquito de tomates, un poquito de pimientos y nada más.

-El resto de la alimentación proviene de las proteínas y de las grasas vegetales y animales.

<u>Dieta low carb</u>
-Consumir entre veinte y cincuenta gramos de carbohidratos diarios, como máximo.

-Vas a poder comer un poquito de arroz, harinas naturales, pero baja considerablemente la ingesta de productos grasosos, como los quesos, las carnes procesadas de los embutidos y carnes procesadas que tienen grasas.

-Tampoco podrás tomar leche porque contiene grasas, por lo cual tendrás que consumir alguna leche no procesada y sustituta como la leche de soja o soya, la leche de almendras, para poder así mantenerte en esta dieta como debe ser.

Ahora, tú eres quien elige los productos. Ya sea en la dieta low carb o la dieta keto, tú tienes que elegir los tipos de alimentos correctos que vas a consumir.

Es muy importante que elijas los alimentos correctos, porque son los alimentos que te van a permitir mantener la dieta y mantener un estilo de vida saludable.

Cuando comienzas a comer la dieta que sea que elijas al final, siempre es importante priorizar, en cualquiera de las dos dietas, ya sea la dieta keto (donde la mayoría de energía proviene de un setenta y cinco por ciento de proteínas y grasas) o sea la dieta low carb (donde nivelamos la cantidad de todos los alimentos, siempre reduciendo la cantidad de carbohidratos, los azúcares y las grasas en comparación a la dieta keto), ya sea la dieta que elijas al final, al momento de seleccionar los alimentos, de selecciona r la calidad de alimentos que vas a consumir, es ahí donde está el dilema.

¿Por qué?

La dieta keto o la dieta low carb se basan en hacer una reducción en la cantidad de calorías que uno consume, o de modificar de alguna manera la composición química de lo que consumimos, para que el proceso químico en nuestro organismo sea diferente.

La dieta keto o cetogénica, te permite comer cualquier cantidad de calorías, pero te quita cierta cantidad de alimentación para que haya una necesidad del cuerpo que compense esa deficiencia con otro proceso.

En las dietas donde la deficiencia calórica, es decir donde se comen mil quinientas calorías, ochocientas calorías, que es la base de la idea de perder peso, también hay un déficit que el cuerpo se encarga de equilibrar.

Siempre que te alimentes, cada vez que hay un déficit en tu alimentación, el cuerpo intenta nivelarlo.

Así funciona nuestro cuerpo, porque es una máquina perfecta, la cual nosotros no tenemos ni siquiera el poder de controlarla con la mente.

Lo importante, sea la dieta que elijas al final, es la calidad del alimento que vas a consumir.

Si consumes mayoritariamente alimentos frescos, alimentos vivos: frutas, verduras, e incluso las carnes, que si bien son animales muertos pues todavía mantienen la vida de sus nutrientes al morir, es importante, sea la dieta que elijas, elige alimentos que alimenten, no alimentos que engorden.

Alimentos que alimenten, no lo olvides.

Comer alimentos hechos por el hombre, es decir, los alimentos procesados, son los que determinarán nuestra salud, nuestra enfermedad y nuestros procesos químicos al momento de: adelgazar o engordar, dormir bien o dormir mal, tener mala memoria o buena memoria, crecer saludablemente con una estructura ósea saludable o no, tener una musculatura saludable o no, tener un sistema digestivo preparado para cualquier ocasión o no.

Así que ya sabes, a la hora de seleccionar alimentos, selecciona alimentos naturales, saludables, frescos, con vida.

Si tú le das a tu cuerpo los nutrientes provenientes de alimentos naturales y saludables, tu cuerpo reaccionará poniéndote en forma.

No te obligo a hacerme caso, pero lo que acabas de leer o escuchar es la verdad, la única verdad de las verdades.

CAPÍTULO 18: PREGUNTAS Y RESPUESTAS – TERCERA PARTE

1. Doctor, estoy haciendo la dieta reticencia recetada por mi nutricionista y me he quedado estancada, comí muchísimos carbohidratos y subí veintidós kilogramos después del embarazo. ¿Qué hago?

Bien, en este caso, si tu nutricionista te dio una dieta determinada como una opción a la cual puedes mantener a lo largo del tiempo, entonces esa es una opción adecuada. Porque supongo que tu nutricionista te ha hablado y basado tu alimentación con alimentos saludables, sean vegetales o animales.

Básicamente los nutricionistas recomendamos alimentos y un tipo de vida saludable, así que lo que tu nutricionista te recetó seguramente te va a funcionar.

Si no estás comiendo alimentos saludables y estás tomando pastillas para adelgazar o comprando productos para adelgazar, yo le pondría un signo de interrogación a eso. En mi opinión como nutricionista profesional, comprar productos para adelgazar me parece algo realmente espantoso, algo que le va a hacer muchísimo daño a tu cuerpo.

Así que olvídate de esos productos milagrosos que te harán bajar toneladas en tres meses. Olvídate de eso.

2. Doctor, hace dos meses estoy haciendo la dieta keto, hago el ayuno intermitente de veinte horas, pero siento que no estoy obteniendo resultados, ¿qué hago?

Lo importante cuando empiezas con un plan de alimentación saludable es mantener una variedad.

No sé cómo estás aplicando la dieta keto. No sé si estás haciendo una dieta keto con disciplina, o si estás comiendo verduras, fibras o vegetales verdes o no.

Entiendo que estás haciendo un ayuno intermitente, pero no sé cada cuánto, si veinticuatro horas por semana, veinticuatro horas cada tres semanas, no lo sé.

Pero hay algo que le recomiendo a cualquiera, sin importar qué tipo de plan alimenticio saludable esté practicando y se queden estancados, sin ver resultados en su camino por bajar de peso. Si vienes cumpliendo el plan alimenticio que elegiste de una manera correcta, sin salirte o romper las reglas del juego, te recomiendo que un día rompan esas reglas, porque esto les va a dar un reinicio, un reseteo a tu organismo, y éste va a analizar lo siguiente: «no es que no tengamos alimentos, hay alimentos», entonces al analizar que sí cuenta con alimentos empezará a usar la energía más libremente, no de un modo restringido.

Puedes darte un gustito, romper las reglas un día, esto será una motivación para ti, para que puedas enfocarte en tu dieta nuevamente. Enfócate en quemar y eliminar ese gustito con tu dieta, agua y ejercicios.

3. Doctor, estoy feliz porque bajé mi dosis de

pastillas para la presión reduciendo el azúcar con la dieta low carb.

Este es el tipo de declaraciones que amo oír.

¿Ya ven? El tipo de alimentación saludable que elijas para tu vida, siempre, pero siempre, rinde sus frutos. Es algo inevitable no sentirse beneficiado por algo así.

La alimentación saludable es el secreto de todo.

Cada vez que veas a una persona mayor que tú, inspírate. Si tienes veinticinco años y ves a una persona de cuarenta, te puedes ver a ti mismo. Si tienes cincuenta y ves con vida a una persona de noventa años aún caminar saludablemente por las calles y subiendo o bajando las escaleras casi a la perfección, ten por seguro que esa persona hizo algo con su alimentación. ¡Algo bueno y saludable!

Si vas a comer chatarra, come un poco y nada más, pues bajar de peso, tener una vida saludable también es comer poco, pero que este poco sea una alimentación saludable. No lo olvides.

Comer poco, le permitirá a tu cuerpo nivelar y combatir esos agentes nocivos como las toxinas, haciéndolas desaparecer más fácilmente.

Si comes a cada rato toxinas, si todos los días de la semana comes comida chatarra o comida que no le trae ningún beneficio a tu cuerpo, éste no va a tener el tiempo de descansar y regenerarse tras comer tantas toxinas y chatarra a diferencia si comes poco de esta chatarra.

Ayuda a tu cuerpo comiendo poco. Si te vas a dar un gustito con la comida chatarra que sea poco. Toma agua, vuelve a tu alimentación saludable y haz ejercicio para ayudarle a tu cuerpo. No lo hagas sufrir más de la cuenta.

Recuerda que en el futuro te pasará factura.

4. Doctor, tengo diabetes, ¿puede aplicar una dieta a mi alimentación?

Si tienes diabetes estoy seguro que tienes un médico que te ha recetado los alimentos que deberás comer.

La dieta keto e incluso la dieta low carb, una de las cosas por la que ambas dietas se vanaglorian es de retrotraer los índices de la diabetes, sobre todo de la diabetes tipo dos.

No sé qué clase de diabetes tienes, pero yo te recomiendo que consultes a un médico, porque lo primero que alguien debe de hacer es consultar con un médico cuando está enfermo.

¿Por qué?

Porque el médico tiene un conocimiento mayor que ciertos tratamientos para ciertas enfermedades. Además cada cuerpo es un mundo, y lo que te suceda o padezcas en este momento no es lo mismo a lo que le puede pasar a otra persona.

Es necesario una evaluación previa para ver si puedes aplicar una de las dietas presentes en este libro. Ve a tu médico y luego a un nutricionista, la combinación de ambos puntos de vista será importante en tu decisión de qué dieta elijas finalmente.

5. Doctor, ¿qué porcentajes de grasas debo consumir en la dieta low carb?

Las grasas que debes consumir en la dieta low carb son muy reducidas.

No vas a poder comer medio aguacate nunca, no vas a

poder comer grasa animal nunca. El queso que consumirás será reducido, casi una rebanada muy, pero muy delgada.

6. Doctor, tengo sesenta y dos años, ¿puedo hacer la dieta keto si tengo colon irritable, hemorroides, presión, y no tengo vesícula?

Con respecto al colon irritable, hemorroides, presión y no tener vesícula, tienes que consultar con tu médico urgentemente.

No creo que la dieta keto sea recomendable para alguien con esos problemas en su salud, sobre todo porque en la dieta keto se está permitido comer por ejemplo embutidos, algo que yo no recomendaría a una persona con esos antecedentes.

Lo que sí haría y sé que no te haría mal, es recomendarte comer abundantes vegetales frescos dos o tres veces al día. En tu nevera debe haber al menos dos o tres porciones de vegetales, teniendo en cuenta que algunos vegetales afectan tu colon irritable.

Elimina de tu alimentación todos los productos químicos que estás consumiendo, porque estoy casi seguro que consumes una enorme cantidad de alimentos procesados descomunal.

7. Doctor, yo pesaba ciento setenta libras y ahora peso ciento cuarenta libras a base de dietas y ejercicios, ¿qué opina de mi progreso?

Excelente. ¡Grandioso!

Los ejercicios son necesarios para el cuerpo, no son fundamentales para la dieta.

Por si no lo sabes, el ejercicio representa un quince por ciento del éxito para bajar de peso, el otro ochenta y cinco por ciento se encuentra en tu dieta, en tu alimentación saludable.

Si vas a al gimnasio y tomas o comes azúcar, harinas o comida chatarra al día siguiente, nunca conseguirás bajar de peso.

Pero el cien por ciento para que el plan de alimentación saludable funcione, sea el que sea que hayas elegido, está en la mente. Si consigues estar bien ahí, entonces tú podrás tener éxito en tu camino para perder peso.

8. Doctor, empecé a hacer dieta hace dos semanas, ¿cuánto de carne debo comer?

Si estás practicando la dieta cetogénica o dieta keto, no hay límites en la cantidad de proteínas y grasas. Puedes comer sin restricciones.

Comer la grasa que viene en las carnes, está permitido, pues en la dieta keto no hay un límite de calorías, pero si hay un límite es en el consumo de carbohidratos y azúcares; recuerda son veinte gramos de carbohidratos como máximo.

9. Doctor, he comenzado con la dieta cetogénica hace ya tres meses y las hemorroides no me molestan más ¿qué opina?

Esto es un milagro para las personas que tienen hemorroides y que practican la dieta keto.

¿Ves cómo el cambio de alimentación hace beneficios en nuestro cuerpo?

Tengo razón al decir que si nosotros ayudamos a nuestro cuerpo a alimentarse correctamente, entonces él también te lo recompensará.

Comer o aplicar la dieta keto en tu alimentación tiene grandes beneficios, pero como siempre recomiendo, consulten con su médico y luego visiten a un nutricionista.

10. Doctor, he comenzado con la dieta cetogénica hace dos meses y no he sufrido de hambre ¿qué opina?

Excelente. Es algo realmente que me reconforta y alegra, ya que sé que he conseguido mi objetivo.

Al comenzar la dieta que tú elijas, has adiestrado a tu cuerpo a pedir menos comida y a comer lo necesario y nutritivo. Eso es lo maravilloso y mágico de comer y seguir un plan saludable.

11. Doctor, cuando llego a la meta de bajar de peso, cuando he llegado al peso ideal y ya no quiero seguir bajando ¿qué es recomendable? Apliqué la dieta keto a mi alimentación.

Bueno, llegas al peso ideal que tanto ansiaste, que tanto soñaste tener con la dieta keto, lograste bajar de peso. Entonces, lo que toca hacer ahora es continuar con la dieta low carb.

Con la dieta low carb que consiste en evitar comer grasas, bajísimo en azúcares y carbohidratos, pero a eso súmale controlar mucho tu peso, todas las semanas; pero si ves que nuevamente estás subiendo de peso, entonces aplica nuevamente por tres días la dieta keto extrema, sin

exceder los veinte gramos de carbohidratos al día.

Haciendo esto, volverás a bajar tu peso a donde se encontraba. Esa es la manera adecuada de mantenerte.

CAPÍTULO 19: EL AYUNO INTERMITENTE

Hasta el momento hemos visto dos dietas que según mis estadísticas, son lo que más solicitan mis pacientes para empezar a bajar de peso.

Por otra parte, esas dietas no son tan sacrificadas como esto. Así que antes de comenzar, quiero que sepas que si no puedes mantener tu compromiso en cumplir con la dieta que hayas escogido, entonces el ayuno intermitente no es para ti.

Para esto, tienes que tener una fuerza de voluntad aún mayor para no comer una comida de las tres que se comen en un día.

Así que te explicaré cómo funciona y cuáles son los tipos de ayunos intermitentes que recomiendo realizar.

Si entendiste lo anterior y estás dispuesto a realizar este método, entonces empecemos.

Bien, antes de ingresar al mundo del ayuno intermitente, debes consultar con un médico, precisamente un gastroenterólogo, sobre el estado de tu estómago. Recomiendo esto porque si vas a iniciarte con este método tú y yo no sabemos en qué estado se encuentran las paredes de tu estómago. Tal vez padezcas de gastritis.

Si padeces de gastritis, sea el nivel de gastritis que sea, no te recomiendo que hagas el ayuno intermitente. No sería saludable, así que olvídalo.

¿Cómo funciona?

El ayuno intermitente es un estilo de vida, no es una dieta. No te dirá qué comer o no comer. Es más bien un patrón que te dirá cuándo es el momento de comer y cuándo no lo es.

El ayuno intermitente no consta de cortar calorías, es cambiar cuando comes o cuando no comes.

¿Por qué deberías hacer el ayuno intermitente?

El ayuno intermitente activa dos hormonas en el cuerpo: la hormona del crecimiento y la hormona de insulina.

La hormona del crecimiento, también conocida como la hormona del anti crecimiento, nos ayuda en la reproducción celular, y es de suma importancia para que nuestro cuerpo queme calorías.

Esta hormona también le ayudará a tus músculos en la producción de tu masa muscular.

Ahora, con respecto a la hormona de insulina, pues esta hormona es la encargada de toda la grasa en nuestro cuerpo.

Debes tener en cuenta que, mientras la insulina esté activada en el cuerpo, te será imposible perder peso, ya que esta hormona es la encargada del almacenamiento de la grasa.

La hormona de insulina tiene tanto poder en nuestro cuerpo, tanto poder, que es capaz de bloquear la hormona del crecimiento. Es así cómo te vuelves más gordo.

La hormona de insulina es la responsable de proveernos la grasa visceral.

Si has visto a alguien por la calle con una gran barriga, ten por seguro que estás viendo a alguien con mucha insulina en el cuerpo.

El secreto está en saber cómo controlar estas hormonas, es aquí donde el ayuno intermitente te ayudará.

Si practicas o aplicas el ayuno intermitente en tu organismo, es capaz de poner a trabajar a estas dos hormonas a nuestro favor.

Siempre que comemos la insulina está activada, porque además de almacenar grasa en el cuerpo, es también encargada de sacar el azúcar o glucosa del torrente sanguíneo.

En la forma actual, en que casi el noventa por ciento de las personas come: desayuno, almuerzo y cena, el páncreas está bombardeando constantemente insulina a todo el cuerpo.

El páncreas al producir tanta insulina al cuerpo, él mismo comienza a desarrollar resistencia a la insulina.

¿A qué me refiero con esto?

Esto significa que las células del cuerpo empiezan a bloquear la insulina como cuando le hablas a un niño, y si éste no te escucha, entonces levantas más la voz.

Del mismo modo funciona el páncreas: comienza a bombear más y más insulina, más de lo necesario.

Mientras más comamos se generará más y más insulina en nuestro cuerpo, haciéndonos ganar más y más peso.

Así que, el ayuno intermitente consiste en encontrar un patrón de alimentación donde al tener periodos específicos de comer y no comer, logramos bajar o

desactivar la presencia de la insulina en el cuerpo.

Cuando logramos desactivar la insulina, el cuerpo se ve forzado a consumir la grasa acumulada como fuente de energía.

Entonces, es ahí cuando empezamos a perder peso.

Recuerda, nuestros cuerpos no están diseñados para comer constantemente. No lo olvides.

¿Cómo aplicar el ayuno intermitente?

Veamos, depende de tu situación actual. Dije que habían tres comidas en el día: desayuno, almuerzo y cena; pero también la mayoría de personas comen dos meriendas después del desayuno y del almuerzo.

Bien, entonces. Para hacerlo más general, como para todos, pues esto no te afectará si comes tres veces al día, porque sé que seguramente te comes algún postre o un bocadillo en las meriendas, no es tan nutritivo, comenzaremos de la siguiente manera:

NIVEL 1: Si comes cinco veces al día, elimina las meriendas. Así como lo escuchas. Olvídate de esas dos meriendas que habitualmente comes. No importa si son frutas o algo nutritivo, deja de comer, elimina esas meriendas para siempre.

La capacidad de cambiar de una comida a la otra, una vez eliminadas esas meriendas de tu alimentación diaria, regulará la sensación de hambre que tienes en un día. De esta forma requerirás de comer más grasas saludables y vegetales.

NIVEL 2. Cuando ya puedas comer tres comidas al

día, sin esas meriendas, entonces ya estás listo para pasar al siguiente nivel.

El siguiente nivel es el patrón 16:8.

¿En qué consiste el patrón 16:8?

Consiste en tener dieciséis horas de ayuno y ocho horas de alimentación.

Por ejemplo: si te levantas por la mañana y no tienes hambre, pues entonces, no comas. Espera hasta que tengas hambre.

El escenario ideal para que este patrón funcione es estar cuatro horas después de levantarse sin comer.

Supongamos que te levantas a las seis de la mañana y que, tu primera comida es a las diez de la mañana; esto significa que tu última comida en el día anterior fue a las seis de la tarde.

Pero en cambio, si cenaste la noche anterior a las ocho de la noche y desayunas a las ocho de la mañana, tendríamos que solo han pasado doce horas. No le estás dando el poder suficiente al ayuno intermitente.

Deben cumplirse dieciséis horas sin comer, pues en la noche, y mientras duermes, son los momentos en que tu cuerpo quema el mayor número de calorías y grasa posible en tu cuerpo.

En los tiempos de reposo entre comidas, por ejemplo del desayuno al almuerzo, no se da esta quema de grasa. Es por esto que necesitamos llegar al menos a dieciséis horas de ayuno y ocho horas para comer.

Así puedes comer tus tres comidas y también, en esas dieciséis horas de ayuno, quemar adecuadamente la grasa en tu cuerpo.

NIVEL 3: Si has llegado hasta aquí y te has podido acostumbrar al nivel dos, y aun así quieres quemar más grasa, entonces prepárate para el siguiente patrón.

El patrón 20:4, que es ayunar veinte horas y comer cuatro horas.

¿Puedes creer lo que le hace a tu cuerpo este patrón?

Bien, cuando te levantes, espera hasta el mediodía o cuando decidas comer, y después espera cuatro horas para comer tu cena.

Por ejemplo, imagina que almuerzas a la una de la tarde, entonces, tu próxima comida, en este caso tu cena, será a las cinco de la tarde. Tendrías cuatro horas de comer y luego veinte horas de quema de grasa total.

Ahora, si a eso le agregamos que están haciendo ejercicio o algún deporte, eso sería lo ideal.

Les va a tomar un tiempo transicional sobre estos distintos niveles.

No creas que será fácil acostumbrar a tu cuerpo a estos niveles, ni mucho menos cambiar bruscamente subiendo al siguiente nivel. No.

El cambio o progreso en los niveles te pueden tomar meses. Recuerda que es un cambio realmente drástico que le estás aplicando a tu cuerpo.

Conseguirás ir avanzando si pones de tu parte comiendo saludablemente, sabiendo lo que comes, haciendo ejercicios y deportes, entonces el avance será más fácil.

Te tomará tiempo, y gradualmente pasarás al siguiente nivel con mucha energía.

No quiero que te sientas mareado o enfermes con esto. No. Pero es cierto que los primeros tres días de

iniciado el ayuno intermitente son los más difíciles, una vez que superes estos tres días, se te hará más fácil continuar con tu progreso.

Puedes tomar entre comida y comida agua, café sin azúcar, infusiones calientes sin azúcar, jugos de verdura y frutas.

Es así cómo debe hacerse el ayuno intermitente.

Si lo vas a practicar, no olvides consultar el estado actual de tu estómago con un gastroenterólogo.

CAPÍTULO 20: EL SOBREPESO EMOCIONAL

Estoy por llegar a la parte final del libro y no quería dejar de largo este tema tan controversial: el sobrepeso emocional.

Sé que te he dicho y repetido hasta el cansancio, algo que tal vez a ti ya te aburrió de oír y leer; pero no me preocupa si te lo tengo que repetir hasta el cansancio y decirte nuevamente lo importante que es la salud mental.

Sin la salud mental óptima no podrás llegar a ningún lado. No importa la cantidad de ejercicio, el tiempo que dejes de comer con el ayuno intermitente o la dieta que apliques a tu cuerpo. Créeme, no importa todo el esfuerzo que hagas, todo el dinero que inviertas si tu mente está herida o dañada, nunca, pero nunca conseguirás avanzar en tu meta a bajar de peso y a obtener una salud óptima mediante un plan de alimentación saludable.

Así que, ya sabes, visita a tu psicoanalista y sana esas heridas que hay en tu mente.

Bien, empecemos.

La sociedad en la mayor parte de los países en donde el alimento es fácil, rápido y poco nutritivo, esas sociedades mal nutridas; aquellas sociedades que comen para cubrir una carencia emocional, son aquellas que tienen el más alto índice de muertes por infarto, cáncer, diabetes, etc.

Es aquí donde comienza la descodificación biológica.

¿Qué es la descodificación biológica?

Pues, la descodificación biológica es o se origina a partir de las leyes biológicas de nuestro propio cuerpo.

Es una compañía emocional que no suplanta a ninguna práctica médica o psicológica.

Esta descodificación puede utilizar el camino de las emociones para poder descubrir los conflictos que son biológicos, dentro de nuestro cuerpo.

La clave está en llegar a comprender que antes de que aparezca cualquier síntoma o malestar, el individuo seguramente vivió un conflicto biológico con demasiadas dosis de estrés.

Éste conflicto biológico se define como una situación que se vivió en soledad, inesperadamente, de forma dramática, sin solución y también sin expresión de los sentimientos, los cuales reprimió.

Entonces, lo importante es entender que las emociones que no se han procesado o expresado en su momento quedarán reprimidas; esto ocasionará un fuerte estrés en tu cuerpo, capaz de producir enfermedades y deterioro.

Así que tienes que expresar todo lo que sientas.

Por fortuna, podemos encontrar y comprender lo que nos está sucediendo y así poder afrontarlo, revirtiendo la situación de una manera distinta.

Es decir, cuando tengas ganas de comer, intenta ocupar tu mente en otra cosa útil. Puedes estar todo lo deprimido que quieras, es imposible evitar eso.

Pero debes tener la suficiente capacidad de poder salir de ese hueco, de esa tortura. Algo que te ayudará a

eliminar el sobrepeso, si estás padeciendo por sobrepeso emocional, será tener en casa alimentos saludables en tu cocina. Ya sabes, vegetales frescos en la nevera, frutas en la mesa bajas en azúcares.

Pero hay algo que siempre debes preguntarte antes de comer lo que sea que vayas a comer cuando sientas hambre: ¿Tengo hambre real o tengo hambre emocional?

Digo esto porque si tú pones un alimento dentro de tu cuerpo que no te va a nutrir, que no va a permitir que se reparen las células, que no va a facilitar los procesos en donde se requiere de una recuperación física y biológica, entonces vas a incorporar harinas, azúcares, frituras, y todo aquello que no te nutrirá y que va a cubrir una pequeña, pero muy pequeñísima parte de tus necesidades vitales y, seguramente, al cabo de un rato, sentirás hambre.

Esto no puede ser de otra manera.

Es que tu cuerpo entiende que tiene que llevar una serie de procesos y que necesita de unos nutrientes, pero no se los has dado, le diste otra cosa de comer, y eso fue comida chatarra.

Esa comida chatarra no te hace falta.

Ahora, la pregunta del millón es: ¿por qué has llegado a esta situación?

Bien, por un lado, los carbohidratos, las harinas, suponen la presencia del gluten, que es un elemento que está relacionado con la familia de un alimento que te dice: «tenemos que estar aquí todos reunidos» y a esto, súmale el hambre emocional, es casi seguro que si no estás con papá y mamá o en el lugar en el que tú has crecido, es más probable que tú vayas a comer más comida chatarra

de la que comiste en toda tu infancia.

Seguramente te hayas dado cuenta que, cuando tú regresas a casa y eres una persona que vive en otro lugar, regresas a casa y lo primero que haces es ir a buscar una y otra vez ese alimento que has extrañado cuando eras un niño.

Seguro que te has escuchado decir lo siguiente: «lo que más me gusta de mi ciudad de origen es…», y bueno es esa comida es la que más repites y con la que más te llenas.

Te lo puedo asegurar.

Pero una cosa es llenarse y otra cosa es nutrirse.

El otro factor que nos lleva a la obesidad son los azúcares. Consumimos azúcar cuando nuestro pensamiento está en la lucha de ir o no a comer más, más, y más o tener que resistir. Tú crees que esta es una situación de esfuerzo físico por consumir el azúcar y llenar esa necesidad; pero luego, después de saciar ese *hambre*, te das cuenta de que no es así.

Tú estás luchando contra tu mente, contra tus problemas y estrés.

Esto quiere decir que estamos necesitando comer azúcar. Le estamos dando una orden al páncreas que secrete el glucagón, que pida al hígado que suelte la glucosa, pero al final, nada consumimos.

Toda esa azúcar la llevamos a los músculos, al cerebro, a determinados órganos, pero nosotros no la consumimos.

Ese azúcar se va a quedar acumulada en tu cuerpo, y recuerda que el hígado traduce el azúcar como si fuera grasa para nuestro organismo. Ten en cuenta eso.

Por lo tanto es importante que si padecemos de un sobrepeso emocional te hagas las siguientes preguntas: ¿Con qué lucho? ¿A qué me resisto? ¿Qué necesidades vitales estoy satisfaciendo? ¿Qué agujero tengo que necesito rellenar? ¿Cuál es la gran soledad por la que estoy atravesando? ¿Por qué el alimento sirve para rellenar seguramente algo que ha quedado ahí guardado y que no has podido verbalizar?

Para esto, te recomiendo un bonito ejercicio. Ponte a escribir un diario, la historia de tu día a día y en cada día que hayas escrito escucha todo lo que has escrito leyendo; pero cuando lo hagas sé sincero, escucha todos los conflictos que has vivido y que no has prestado atención.

Este libro abarca a todas las edades. Bien. El sobrepeso infantil es un tema delicado. Es algo que te invitaría a revisar con tu hijo o algún familiar o el pequeño de un amigo que sufra de sobrepeso, o tus hijos que te han regalado a tus nietos no se den cuenta de lo que están sufriendo los niños.

Los padres de los niños con sobrepeso, son personas que usualmente piensan que dándoles golosinas, harinas, grasas y azúcar, hacen felices a los niños. Entiendo que en esta era la mayoría de los padres no puedan tener tiempo para darle un buen desayuno a los niños y por esto les ponen cereales, galletas de soda, sodas, yogurt procesado, etc., en las loncheras.

Pero el hecho de que no tengan tiempo para poder alimentar adecuadamente a sus hijos no significa que no tengan tiempo para hacer un plan de alimentación saludable un fin de semana. Así que, si en vez de llevar a tus hijos al cine y les compras pop-corn con mantequilla y

soda o refresco, para que vea *El Hombre Araña*, ¿por qué no inviertes tu tiempo en ver cómo puedes mejorar esa alimentación ese fin de semana en concreto?

Te apuesto, te apuesto que el pequeño con sobrepeso está sufriendo en silencio en el colegio con la burla de los demás, lo estás acostumbrando a comer comida chatarra desde niño, cuando sea adulto, cuando se deprima, se refugiará en la comida chatarra. Cuando él o ella está a solas contigo, su manera de cubrir esa depresión o ira es pidiéndote golosinas o comida chatarra.

¿Te parece justo?

No ¿verdad? En vez de consentirlo comiendo chatarra, ¿por qué no hablas con él y lo estudias, tomas acción y lo llevas a un psicólogo?

Ten cuidado con un niño con sobrepeso. Te advierto que es mejor arreglar las cosas cuando es un pequeño que cuando es un adulto, porque si esto no lo solucionó de niño, entonces de adulto será más infeliz que tú cuando te hayas dado cuenta tarde de que pudiste haberle ayudado hace diez o veinte años. Tú eres su mejor amigo. No lo olvides.

La grasa tiene una función biológica que es proteger a los órganos. Cuando un niño o una niña sienten que no llegan a poder defenderse en las partes donde sienten esa indefensión, van a colocar grasa, porque el cerebro no será muy inteligente a esa edad, pero es muy eficiente.

Cuando a un niño lo maltratan, le hacen bullying, sufre de acosos, le golpean, le insultan, el cuerpo siente que tiene que entrar en un programa de protección, entonces colocará grasa.

¿Tu hijo se encierra, está callado, busca momentos

para comer cuando nadie lo ve, y por sobre todo lo ves triste, apagado?

Esas son señales de que está empezando a caer en el sobrepeso emocional.

Es muy importante estar atentos a lo que hacen nuestros hijos.

Que un niño presente esos síntomas mencionados anteriormente no es normal.

Ten cuidado y averigua si en su colegio está siendo hostigado. No abandones a tus hijos. Ellos, aunque no lo demuestren, siempre necesitarán la ayuda de nosotros.

El mayor premio para un niño no son las comidas chatarra o las golosinas. El mejor premio para un niño es el tiempo que tú le dedicas como padre o madre.

Y hablo de un tiempo de calidad en el cual puedas hacerle sentir que él no necesita comer chatarra para poder superar lo que sea que lo aqueje mental o emocionalmente. Tiene que saber que tú siempre estarás ahí para él a pesar de lo difícil que se te haga a ti hacerlo.

CAPÍTULO 21: EL MÉTODO PSICOEMOCIONAL

Hemos hablado del sobrepeso emocional. Ahora déjame comentarte sobre una alternativa para combatirlo. Sé que el método psicoemocional es la solución a largo plazo que necesitas.

Comencemos por la base. Todas las dietas que te permitirán bajar de peso comparten dos cosas importantes y básicas: la alimentación y el ejercicio físico.

Si unes a ambos para combatir tu sobrepeso, entonces estás empleando una estrategia física.

Si quieres perder peso físico, entonces debes de atacar las causas físicas de la obesidad y del aumento de peso.

Cuando uno decide empezar una dieta lo primero que hace es crear un déficit calórico.

¿Qué es un déficit calórico?

Es consumir o crear una restricción en lo que comemos para empezar a consumir reservas corporales.

Esta es la única técnica efectiva y comprobada para perder peso y que todas las dietas ponen en funcionamiento.

Ahora, respecto a hacer ejercicios, lo que debemos hacer es aumentar la cantidad física para aumentar la quema de calorías y obviamente así, poder recurrir a reservas.

Cada vez que uno crea o aumenta el déficit calórico entonces baja de peso.

Ese es el secreto simple. No importa la dieta que elijas, si hay déficit calórico y además aumentas el déficit con ejercicio, con más quema de calorías, vas a adelgazar más rápido.

Creo que todo esto lo has entendido a la perfección

Ahora, el método que a menudo recomiendo a mis pacientes es diferente a todo eso.

El método psicoemocional que recomiendo a mis pacientes hace crear un sistema en el cual no solo se enfoca en la alimentación y el ejercicio físico, sino que agrego un tercer componente donde se apoyan los cimientos, firmes, del cambio de su estilo de vida.

No importa qué clase de estilo de vida tengas, eso no importa. Como sabes, en la mayoría de capítulos he hablado sobre la salud mental. Bien, el método psicoemocional se enfoca en un cambio de conciencia, un cambio en tu mente radical.

Un cambio que hará que automáticamente tu respuesta sea una respuesta saludable.

La mayoría de personas saludables tienen hábitos saludables.

Estas personas salen a caminar, hacen ejercicio, aprovechan su tiempo al aire libre. Tienen un montón de hábitos que son recomendables para todas aquellas personas que quieren tener un estilo de vida saludable.

Pero no es fácil conseguirlo de la noche a la mañana. Para conseguir el éxito, tú mismo debes de conseguir vencerte a ti mismo. Tú mismo debes de vencer esas ganas de comer algo dulce, aquellas ganas de ya no querer continuar haciendo dietas, ejercicios e incluso hasta no querer beber agua.

Tú mismo eres tu propio enemigo.

Si no tienes o no practicas hábitos saludables, cuando uno no entra en su subconsciente a cambiar todo, pero de corazón, entonces no progresarás y te rendirás fácilmente.

Puede ser que hagas tu dieta por un tiempo, que hagas mucho esfuerzo y consigas encontrar resultados, pero si tú no tienes en tu subconsciente de que comer chatarra te hará arruinar todo, entonces volverás a engordar. Así de simple es esto.

Cuando tengas cualquier oportunidad para abandonar la dieta, lo harás. Apenas la guardia subconsciente baja, te rindes y fracasas en tus intentos.

Entonces, desde ese momento caerás en un círculo vicioso del que no podrás salir porque te deprimirás, y lo que es peor, tú mismo te dirás que la dieta no vale la pena, que es una tontería.

Si es así, ten cuidado. Cuando el fracaso se vuelve una rutina y no cambias tu subconsciente, entonces no avanzas más y te deprimes sin entender por qué, sin solucionar el problema de raíz.

Por eso, te recomiendo este método psicoemocional para poder eliminar todo esto.

¿En qué se basa el método psicoemocional?

Vamos a empezar con la base del método psicoemocional, así que te recomiendo que prestes muchísima atención y que lo empieces a poner en práctica junto a la alimentación que te recomendaré al final de este capítulo y verás cómo empezarás a bajar de peso y no solo eso, verás también cómo cambiará tu mente.

Verás que obtendrás respuestas automáticas positivas.

Automáticamente vas a elegir alimentos saludables.

En vez de pensar en un helado vas a pensar en una fruta.

En vez de pensar en papas fritas vas a pensar en una ensalada.

Vas a darte cuenta que tu cuerpo no solo te pide alimentos saludables sino además, te pide y agradece todo lo que estás haciendo.

Todos los objetivos mencionados anteriormente son solo posibles de alcanzar a base de ejercicios, técnica y dedicación.

PILARES DEL MÉTODO PSICOEMOCIONAL

Lo primero que necesito que sepas es dónde se van a asentar tus bases para empezar a hacer un cambio en tu subconsciente y son los cinco pilares del éxito.

Pero antes quiero que entiendas esto: *para cambiar tu cuerpo primero debes cambiar tu mente; para cambiar tu mente primero debes de cambiar tu conversación interna.*

Una vez entendido esto, empecemos con los cinco pilares del método psicoemocional.

Pilar 1: Planificación. Si estás tratando de buscar cambiar tu estilo de vida y perder peso, como un pequeño ejercicio, planifica qué es lo que harás mañana en una pizarra o en un papel para saber exactamente por dónde empezarás tu nueva vida mañana.

Planifica objetivos que puedes cumplir, objetivos cercanos, tangibles, cosas que puedes lograr casi de

inmediato, de esta manera, tú sentirás con satisfacción la recompensa de haber podido cumplir con el objetivo planteado el día anterior.

Pilar 2: Perseverancia. La perseverancia es importante para cualquier plan que desees incorporar. No importa si no forma parte del plan alimenticio. La perseverancia es importante para cualquier plan que te quieras trazar: emprendimiento, comprar una casa, darle una mejor vida a tu familia, etc.

La perseverancia es lo que distingue a las personas exitosas de las que no lo son.

Cuando te equivocas o fallas en algo, es la oportunidad que tienes de poder poner en práctica la perseverancia. Tienes que decirte a ti mismo: «me equivoqué, pero voy a seguir. Voy a seguir porque tengo claro lo que quiero, y mañana, que es mi próximo objetivo, voy a cumplir. Hoy me fue mal, mañana me irá mejor. »

Si logras llegar a esa conclusión a pesar de las fallas que hayas tenido, esto te lleva al tercer pilar.

Pilar 3: Asumir y aceptar. Cuando asumes que cometiste errores, aceptar que no hiciste lo que tenías que hacer y te sientes mal por ello, te sientes mal porque te faltaba un pasito para llegar a tu objetivo. Eso es asumir el error.

Pero, por otra parte, también aceptar la virtud. Cuando te equivocaste no es que hayas hecho todo mal, no pienses que no sirves para nada.

Los pensamientos catastróficos luego de cometer un error no son parte de una evaluación sincera, por lo tanto debes aceptar lo que hiciste bien.

Si hiciste cuatro días de dieta a la perfección y comiste un día lo que no debías, no importa, no hiciste todo mal, porque hiciste cuatro días de dieta, cometiste un error y tienes la oportunidad de perseverar.

Tienes la oportunidad de aceptar tu error, aceptar tu virtud, planificar de nuevo y seguir adelante. Cuando consigues llegar a entender todo eso, entonces crece en ti el cuarto pilar.

Pilar 4: Pagar el precio: Cuando aceptas pagar el precio cuando te equivocas, y ya no te quejas más de tus circunstancias, entiendes que tienes que mejorar, que tienes que esforzarte, que tienes que perseverar, que tienes que planificarte, que tienes que asumir y aceptar, porque eso es pagar el precio.

Y cuando tú pagas el precio, lo que tú ganas, te lo mereces y te sientes orgulloso. Es ahí cuando aprendes a amar el quinto pilar del método psicoemocional.

Pilar 5: El proceso. Cuando amas el proceso, el cambio que estás haciendo, aún sin haber llegado a tu objetivo, es cuando aprendes que el cambio es posible.

Es cuando empiezas a crear esa llamita interna que es la automotivación.

Cuando no pudiste llegar a tus objetivos solo esa llamita te llama y te dice «ven que juntos podemos conseguirlo».

Gracias a esa llamita que empieza a crecer en ti, vas a poder contagiar al resto, a tu familia, a tus amigos, a quien ames. Pero primero vas a hacer que nazca esa llama, esa automotivación en ti.

Estos son los cinco pilares del método psicoemocional.

Aprende a amar el proceso. No busques simplemente un número en la báscula. No pienses en un peso al que quieras llegar u obtener para estar feliz, aprende a amar el proceso del cambio.

LA ALIMENTACIÓN EN EL MÉTODO PSICOEMOCIONAL

¿Cuál es la alimentación que te recomiendo si vas a utilizar el método psicoemocional?

Alimentos naturales, de un solo ingrediente.

¿Cuáles son los alimentos de un solo ingrediente?

Si comes, por ejemplo, una galleta, ésta tiene muchos ingredientes que son los causantes de los problemas de salud que hay en las sociedades modernas de hoy en día, tales como: sobrepeso, diabetes, colesterol alto, etc.

La alimentación actual nos hace ingerir veneno. Es por esto que es importante cuidar mucho tu alimentación.

Tu alimentación te permite que el cambio que el método psicoemocional te propone sea realmente efectivo.

Porque para que tu mente esté fuerte, para que tu motivación esté realmente fuerte, para que tu cabeza esté realmente clara en los momentos de duda hay que mantener a tu cuerpo bien alimentado.

Debes darle a tu cuerpo todo lo que necesita, por eso es importante que cambies la nutrición que estás siguiendo en estos momentos.

Por eso es importante que tomes en cuenta que tu cuerpo debe de comer al menos ochenta por ciento de alimentación de un ingrediente, por ejemplo: frutas,

verduras, hortalizas, carne; preferentemente cuanto más fresco mejor. Cuanto menos cocido mejor. Y si tienes que cocinar, siempre elige las opciones saludables.

Si vas a comer vegetales hazlos al vapor o al horno.

Si vas a comer carne hazlo al grill, al horno, no frías las carnes. No lo hagas.

Es muy importante que tengas esto en cuenta.

Si quieres bajar aún más de peso, entonces reduce la cantidad de carbohidratos que estás comiendo.

Si estás comiendo harinas, por ejemplo el pan, no estás comiendo un solo ingrediente ahí. Reduce los alimentos de más de un ingrediente a solo un veinte por ciento de tu dieta.

Pronto verás que empezarás a tener cambios físicos. Vas a crear déficit calórico.

Recuerda que hacer ejercicio no es tan esencial, ya que para bajar de peso hacer ejercicio representa un quince por ciento.

El ejercicio sirve para encontrar y moldear el cuerpo que tú estás buscando.

Aquellas personas que están pensando adelgazar simplemente comiendo pocas calorías, llegan al peso que siempre soñaron y cuando al fin lo consiguen, piensan que deben de adelgazar cinco kilogramos más, y después engordan porque piensan que antes se veían mejor.

¿Por qué sucede esto?

Porque dejaron de lado una parte esencial: la transformación física a través de ejercicios de fuerza, que es el ejercicio para moldear tu cuerpo. Esto no significa caminar, correr, hacer aeróbicos, sino, el ejercicio de peso que le da volumen a tus músculos.

Músculos más grandes, consumen más energía. Si tu cuerpo consume más energía, consume grasa más rápido. Si consumes grasa más rápido, bajas de peso más rápido.

Entonces es necesario que hagas ejercicios de fuerza para que moldeen tu cuerpo y ocupen el lugar que antes estaba ocupado por grasa, con más volumen, y que tu piel no quede flácida.

La piel tiene flacidez cuando los músculos están flácidos. Cuando los músculos están bien formados, la piel no pierde flacidez en la mayoría de los casos.

Ahora, para terminar, una vez que te hablé del método psicoemocional, procederé a darte una de las técnicas, una de las técnicas que recomiendo muchísimo a mis pacientes.

Esta técnica es muy importante que la tengas en cuenta y que la tomes en consideración, pues aquellos hábitos buenos y aquellos hábitos malos que tienes, tú debes de estudiarlos para siempre mejorar e ir hacia adelante en tu progreso para perder peso.

Los malos hábitos son los que debes priorizar en eliminar. Los malos hábitos que no te gustan y que no quieres seguir cometiéndolos, hay una forma que puedes eliminarlos de tu vida, pero no puedes eliminarlos simplemente, porque el cerebro tiene pequeños escondites donde se almacenan estos hábitos, que si no corriges, nunca vas a poder bajar de peso.

Si deseas eliminar un mal hábito de tu vida, cual sea que tengas, lo que tienes que hacer es reemplazar con un nuevo hábito ese hábito malo. Este hábito nuevo es obviamente un hábito bueno que te hace bien, y que lo pongas en práctica cuando estés por cometer el hábito

malo.

Por ejemplo: Antes de dormir miras el celular por horas y no duermes tus ocho horas completas, sino seis, cinco horas, entonces, cuando veas que vas a tomar el celular antes de dormir, te recomiendo cambiar el celular por un libro. Leer un libro te relajará y despertará tu creatividad, además de que te dará una sensación de alivio y te hará eliminar mucho estrés acumulado.

Si tú respondes de esa manera, por veintiún días seguidos, tu cerebro simplemente sustituye el viejo hábito por el nuevo.

Cada vez que surja ese hábito malo, va a surgir ese nuevo hábito automáticamente.

Este truco lo puedes empezar a poner en práctica si deseas desde este momento.

Recuerda, cada vez que quieras deshacerte de un hábito no saludable, tienes que sustituirlo por un nuevo hábito.

Tiene que ser un hábito de distracción. Tiene que ser un hábito que dure más de diez minutos, sobre todo al principio, para darte ese tiempo suficiente para contrarrestar ese impulso automático que tienes y que te hace cometer ese mal hábito.

Si no cambias tu mente.

Si no cambias viejos hábitos por nuevos.

Si no estás constantemente motivado para hacer el cambio, nunca vas a poder lograr el éxito que deseas obtener.

Si simplemente cambias comida en tu plato, es decir si solo comes comida saludable de cualquiera que sea la dieta que hayas elegido, nunca podrás lograrlo.

Si solamente haces gimnasia hasta el cansancio, nunca podrás lograrlo.

¿Por qué?

Porque para cambiar tu cuerpo tienes que cambiar tu mente, y para cambiar tu mente, deberás cambiar la conversación interna que tienes contigo mismo.

Cuando no aprendas a conversar contigo mismo de una manera franca, positiva, afirmativa; hasta que no aprendas a que tu ser interior te hable de una manera cariñosa, que no te critique y que te tire abajo, hasta que deje de ser tu enemigo, nunca podrás obtener el cambio que tanto deseas.

CAPÍTULO 22: MENÚ KETO

Como todo en la vida, todo tiene su final, y este es el último capítulo, para mí ha sido muy beneficioso hacer este libro pues, en primer lugar, nunca pensé que podría terminarlo; pero aunque ni siquiera yo sepa cómo lo conseguí solo espero que tú, lector, hayas aprendido y recapacitado sobre todo lo que has leído.

En este último capítulo quería regalarte la clase de menú que deberás consumir, basado en tu dieta keto. Es un menú de una semana.

Con este menú de una semana tú perderás ocho kilogramos en dos semanas.

Empecemos entonces.

Las recetas serán sencillas, así que no te preocupes.

<u>Día lunes</u>
Desayuno: Para este día comenzaremos con café y mantequilla. Esta receta es muy sencilla. Así que lo único que tienes que hacer es echar una taza de café en la licuadora y revolver con la cucharada de mantequilla que previamente has echado. No olvide agregar media cucharadita de azúcar.

Almuerzo: He escogido que tu almuerzo sea dos huevos con dos tiras de tocino revueltos.

Cena: Bistec con mantequilla y brócoli: 450 gramos de bistec, 2 cucharadas de mantequilla, 1 hoja de romero, y 100 gramos de brócoli.

»Valor nutricional de esta dieta:
　-Calorías: 1491

-Carbohidratos netos: 13 gramos

-Proteína: 101 gramos

-Grasa: 113 gramos

<u>Día martes</u>

Desayuno: Huevos revueltos con aguacate: 2 huevos, 200 gramos de aguacate, una cucharada de mantequilla, y una cucharada de aceite.

Almuerzo: Sirloin a la mantequilla con brócoli: 250 gramos de Sirloin, 2 cucharadas de mantequilla, y una taza de brócoli.

Cena: Pollo con champiñones: 1 taza de champiñones, 3 cucharadas de leche, 20 gramos de cebolla, 1 cucharadita de ajo, 1/4 de cuchara de ajo en polvo, y 1 cucharada de mantequilla.

»Valor nutricional de este menú:
　-Calorías: 1476

-Carbohidratos netos: 13 gramos

-Fibra: 16 gramos

-Glucosa: 6 gramos

<u>Día miércoles</u>
Desayuno: Empieza tu día ayunando.

Almuerzo: Comida de Pollo con champiñones: 150 gramos de pollo, 1 taza de champiñones, 3 cucharadas de leche, 2 cucharadas de mantequilla, 5 gramos de cebolla, 1 cucharadita de ajo, y 1/4 de cucharada de ajo en polvo.

Cena: Aguacate con atún: 1 aguacate, 2 latas de atún, 2 cucharadas de mayonesa, y 1/2 cucharada de vinagre de arroz. Puedes agregarle alguna zarza a tu aguacate con atún.

»Valor nutricional de esta dieta:
-Calorías: 1453

-Carbohidratos netos: 12 gramos

-Fibra: 15 gramos

-Azúcar: 5 gramos

-Proteína: 103 gramos

<u>Día jueves</u>
Desayuno: Smothie de aguacate: 100 gramos de aguacate, 1 cucharada de chía, 1 cucharada y media de almendras, y una cucharada de aceite de coco.

Almuerzo: Sirloin a la mantequilla con brócoli: 250

gramos de Sirloin, 2 cucharadas de mantequilla, y una taza de brócoli.

Cena: Kebah de pollo: 1/2 cebolla finamente picada, 1 cucharada de ajo, 1 cucharada de aceite vegetal, 1 cucharada de crema de maní, 300 gramos de pollo, 1/4 de pimienta, y jugo de un limón.

»Valor nutricional de este menú:
-Calorías: 1484

-Carbohidratos netos: 19 gramos

-Fibra: 27 gramos

-Azúcar: 8 gramos

-Proteína: 101 gramos

-Grasa: 108 gramos

<u>Día viernes</u>
Desayuno: Huevos revueltos con aguacate: 2 huevos, 200 gramos de aguacate, 1 cucharada de mantequilla.

Almuerzo: Pollo con champiñones: 150 gramos de pollo, 1 taza de champiñones, 3 cucharadas de leche, 2 cucharadas de mantequilla, 5 gramos de cebolla, 1 cucharadita de ajo, y 1/4 de cucharada de ajo en polvo.

Cena: Carne molida con repollo: 200 gramos de carne molida, 2 cucharadas de aceite de sésamo, y 3 tazas de

repollo.

»Valor nutricional de esta dieta:
    -Calorías: 1543

-Carbohidratos netos: 13 gramos

-Fibra: 11 gramos

-Azúcar: 6 gramos

-Proteína: 98 gramos

-Grasa: 120 gramos

<u>Día sábado</u>

Desayuno: Para este día comenzaremos con café y mantequilla. Esta receta es muy sencilla. Así que lo único que tienes que hacer es echar una taza de café en la licuadora y revolver con la cucharada de mantequilla que previamente has echado. No olvide agregar media cucharadita de miel de abeja.

Almuerzo: Sirloin a la mantequilla con brócoli: 350 gramos de Sirloin, 2 cucharadas de mantequilla, y 1 taza de brócoli.

Cena: Aguacate con atún: 1 aguacate, 2 latas de atún, 2 cucharadas de mayonesa, ½ de vinagre de arroz, y no olvides agregarle zarza a esta cena.

»Valor nutricional de esta dieta:

-Calorías: 1448

-Carbohidratos netos: 11 gramos

-Fibra: 9 gramos

-Azúcar: 3 gramos

-Proteína: 109 gramos

-Grasa: 99 gramos

<u>Día domingo</u>
Desayuno: Smothie de aguacate: 100 gramos de aguacate, 1 cucharada de chía, 1 taza y media de almendras.

Almuerzo: Carne molida con repollo: 120 gramos de carne molida, 2 cucharadas de aceite de sésamo, y 3 tazas de repollo.

Cena: Sirloin a la mantequilla con brócoli: 250 gramos de Sirloin, 2 cucharadas de mantequilla, y 1 taza de brócoli.

»Valor nutricional de esta dieta:
-Calorías: 1479

-Carbohidratos netos: 19 gramos

-Glucosa: 9 gramos

-Proteína: 88 gramos

-Grasas: 110 gramos

Como puedes ver, estas son las cantidades que recomiendo que comas. Si bien no aclaro cómo prepararlos, es porque hay varios manuales de cómo hacerlos, te doy las proporciones exactas para que tu dieta cetogénica o keto sea un completo éxito.

Espero te haya gustado este libro y que te haya ayudado mucho en tu camino a bajar de peso. **Por favor, escribe una reseña, ayúdame a llegar a más personas para ayudarles a cambiar su vida y tomen conciencia de su alimentación. Bendiciones y éxito!**

NOTA DEL AUTOR

Este es un tema que de verdad les debería interesar a todos. En este libro encontrarás mis secretos sobre cómo bajar de peso según tu edad. Es mi guía definitiva.

Soy nutricionista y hace algún tiempo, pesaba 90 kilogramos, eran veinte kilogramos más de los que realmente debería pesar, pues mi altura es de 1.70 metros. Mi peso ideal debía ser 70 kilogramos.

No tenía una vida sedentaria. Nada de eso, caminaba por la ciudad por motivos de trabajo. Salía a correr, iba a escalar las montañas con mis amigos e iba en bicicleta.

Hasta me inscribí en un gimnasio, pero nada de eso funcionó. Bajaba de peso un tiempo y nuevamente volvía a subir. Eran tiempos difíciles, horribles momentos en los cuales, yo me había resignado a no perder peso.

No voy a negar que iba al gimnasio, seguía la dieta que me enseñaban los entrenadores del gym, pero nada.

Esto me llevó a una depresión y ansiedad fatales… Momentos que no quisiera volver a recordar ni a vivir.

Siempre me había preocupado por mi obesidad. Tenía miedo de que las chicas se burlaran de mí. Esto me llevó a dejar de relacionarme con mucha gente.

Hasta que un día me di cuenta de que los resultados que esperaba no vendrían de costosas dietas, de innumerables visitas al gimnasio torturándome por dos horas o más. Esas no eran las alternativas.

Era más bien, la clase de comida que ingería y un factor emocional. Sí, emocional. Resulta increíble que

esto se haya dejado de lado. Todos piensan que por ir a un psicólogo o a un psiquiatra, la gente los tachará de locos. Eso es falso.

Lo mío era un tema emocional y la falta de un plan de acción para poder cambiar mi alimentación. El factor emocional y la dieta adecuada es lo que necesité para bajar de peso.

Unir mi mente a las dosis correctas de comida (calidad y cantidad), lo eran todo.

En serio que me cambió la vida. Han pasado cinco años, y puedo decir que hasta peso menos de 70 kilogramos. Aún mantengo una dieta saludable y cada vez que puedo medito lejos de la ciudad. Cada problema que tengo, cada situación de la vida que complica todo, siempre he contado con una psicoanalista. Es alguien realmente profesional, hasta le he tomado cariño.

Cada logro que tenía se lo comentaba y me decía que la solución que tomaba para cada problema era la correcta. Las emociones juegan un papel importante en nuestro organismo, por eso, si no te alimentas correctamente, según tu edad, no solo enfermarás, sino que tu mente empezará a olvidar los buenos hábitos.

Este libro está inspirado en mi experiencia de vida. Fueron cinco años terribles. Desde los veinticinco a los treinta años me di cuenta que para perder peso, la edad era importante en la dieta.

Nuestros cuerpos deben consumir diferentes tipos de alimentos en las dietas.

Ten una mente positiva, y te aseguro que con las dietas que encontrarás en esta guía, tú podrás adecuarla a tu edad.

Es algo fácil. Solo depende de ti y de tu elección para poder seguir adelante ante este reto. Controlar tus emociones es algo que no puedo hacer por ti, pero estoy seguro de que podrás encontrar la ayuda adecuada en tu alimentación al leer estas páginas.

Vamos. Ten confianza y levanta ese rostro. Sonríe. Estoy aquí para ayudarte.

No eres el único al que le sucede esto. Creéme.

Espero te haya servido el contenido de mi libro.

Liverpool - Reino Unido
27/10/19

SOBRE EL AUTOR

Robinson Hardin es un médico nutricionista y escritor de ciencia ficción, terror, drama, historias cortas de terror e historias para niños, que nació en Trujillo, Perú, en 1987. Asistió a su primera educación en la Escuela Nacional José de San Martín, luego, en 1999 Siguió sus estudios en el Colegio Privado Dante Alighieri, donde descubrió las historias, en sus horas de lectura feliz, del escritor Julio Ramón Ribeyro, a las que tomó como gran referencia e inspiración de sus escritos, junto con el poeta y escritor Cesar Vallejo. Entre los años 2004 y 2006 se dedicó a estudiar todo sobre diseño editorial, donde consolidó su conocimiento en el bello arte de la disposición y edición de textos en los diferentes programas de edición de textos en el Instituto de Diseño Gráfico y Editorial PICASSO.

En marzo de 2006 comenzó sus estudios en el Instituto de Computación e Informática, Leonardo Da Vinci, que concluyó en el año 2008; año en que comenzó a entregarse completamente a las letras, escribiendo varias historias en su blog personal, el cual borró siguiendo el consejo de su mentor.

Esas historias eran de terror, un género que lo apasiona desde que tiene uso de razón.

Desde el año 2008 trabajó como diseñador web y programador de aplicaciones de escritorio en la empresa HN Connection (HNC), una empresa asociada, entregada a la computadora en ambas ramas: hardware y software,

pero su verdadera vocación estaba marcada. Siguió escribiendo compulsivamente no solo Historias de Terror, sino también Historias, Drama, Infantiles, nunca paró en su sueño de ser escritor.

En octubre de 2012 decidió estudiar Nutrición en la Universidad de Ciencias de la Salud Santo Tomás de Aquino, una profesión con la que se sintió identificado y absorbió muchos conocimientos sobre nutrición de las personas y de cómo su mentalidad distorsionaba los buenos hábitos de su alimentación. Retomó también el negocio con sus colegas y socios de la empresa HNC, logrando así mejoras internas, como la distribución de accesorios de computadoras a sus clientes y la calidad del servicio de sus empleados con respecto a la satisfacción del cliente.

En el año 2012 comenzó su trabajo en la empresa de Plásticos Industriales, CODIPLASTICS MAX S.A.C. como Médico Nutricionista, en el que se desempeñó como Encargado absoluto de la calidad alimenticia de los trabajadores de dicha empresa, hasta el 2017, aún continúa con sus tareas como Médico Nutricionista y es así que decide retomar su verdadera pasión: la escritura.

Con un negocio con sus socios y trabajando en esta nueva compañía, decide entregarse a la literatura al cien por cien. Su verdadera pasión

Actualmente tiene tres libros publicados en los minoristas de libros electrónicos más populares del mundo. Estos tres libros son sus primeros escritos, breves historias de terror, pero no son los únicos. Escribió una trilogía que espera terminar pronto para editarla. También ha escrito un libro satélite *El Espejo*

Maldito, para entender sus futuros libros.

Seguir contribuyendo al mundo de la literatura es su mayor deseo en la vida. Y ya ha comenzado.

MÁS LIBROS DEL AUTOR

Si te ha gustado este libro, te invito a leer o escuchar mis otros libros en tu tienda de libros favoritos donde adquiriste este libro. Sé que te servirán.

DESCARGA UN LIBRO GRATIS!

Hola, lector, te invito a unirte a mi lista de lectores y descargar un **LIBRO GRATIS** que te ayudará a reprogramar tu mente.

El único enemigo, el único que pone los límites eres tú y nadie más.

Así que te invito a unirte a mi lista de lectores y disfrutar de este nuevo cambio en tu vida.

Descarga tu libro gratis copiando la siguiente dirección en tu navegador preferido:

bit.ly/resetea-tu-mente

Cuando seas redirigido a una página solo ingresa tu correo y verifica tu bandeja de entrada, un mensaje de confirmación llegará con el enlace de tu libro gratis.

Por favor, si te gustó este libro, no olvides dejar un comentario. Gracias. ¡Te veo pronto!

REGÁLAME UNA RESEÑA

Espero te haya gustado este libro y que te haya ayudado mucho en tu camino a bajar de peso. **Por favor, regálame una reseña, ayúdame a llegar a más personas para ayudarles a cambiar su vida y tomen conciencia de su alimentación. Bendiciones y éxito!**